TRAITEMENT

DE

MALADIES RÉPUTÉES INCURABLES,

A LA PORTÉE DE TOUT LE MONDE.

Voulez-vous être le plus habile médecin du monde et secourir efficacement l'humanité,

PRENEZ ET LISEZ.

Omnes homines artem medicam nosse oportet.

HIPPOCRATES.

PAR M. L'ABBÉ GRÉVIN.

Curé de Vieil-Arcy (Aisne).

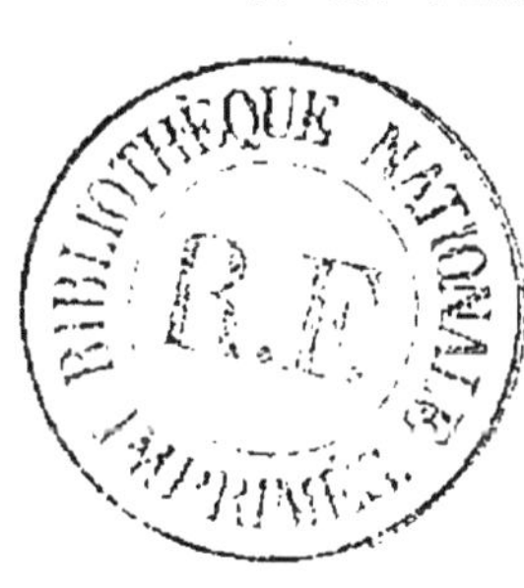

PARIS.

CHEZ L. LECLERC, LIBRAIRE,

44, rue de l'École-de-Médecine ;

ET CHEZ L'AUTEUR, A VIEIL-ARCY.

1849

Traitement des Affections nerveuses, si
fréquentes aujourd'hui, provenant
de l'altération du sang ou du fluide
nerveux, qui engendre nécessairement la douleur névralgique, le trouble de l'innervation ou la perte de
la force musculaire, son abolition
même ou paralysie;

Adressé à l'Assemblée nationale
en juillet 1848.

PRÉFACE.

Mon intention n'était pas de livrer sitôt
au public le fruit de mes labeurs et de mes
veilles; mais la divine Providence, qui se
joue des vains projets des hommes, en a
jugé autrement pour le bien de l'humanité
sans doute. Elle a bouleversé tous mes
plans et m'a forcé la main. Poussé par
les circonstances, indignement trahi par
une domestique infidèle, qui, non contente
d'enlever la copie d'une partie de mes no-
tes, s'est encore permis, d'après ses aveux,
de les communiquer, je me vois obligé
d'interrompre un ouvrage commencé, de

devancer l'effet de la demande faite à l'Assemblée nationale en juillet 1848, de déposer les moyens de guérison que je possède entre les mains d'un comité médical et d'évoquer les ombres. Venez à mon aide, ombres passées, éclairez-moi de vos lumières, guidez mes pas, prêtez-moi de vos écrits ce qui convient à mon système. Réunissons nos efforts, effaçons le mot douleur [1] de la langue des peuples, diminuons la somme des maux, reculons, autant que le permettent les incertitudes de la science humaine, les barrières de la mort, et relevons, au moral et au physique, l'homme, ce bel ouvrage de Dieu créé à son image. Mon intention est donc de faire imprimer sur-le-champ ce travail important. Je le soumets d'avance à l'appréciation élevée et impartiale des sommités médicales, de MM. Andral, Magendie, Roux, et autres médecins des hôpitaux.

Je prie en même temps ces Messieurs de

(1) Il n'est question ici que de douleur qui existe sans lésion matérielle appréciable.

solliciter du gouvernement la prompte formation d'un comité médical, selon ma demande citée plus haut.

Mon caractère de prêtre, d'après mon expérience et mes convictions, loin de s'opposer à mes démarches, doit, ce me semble, me rendre d'autant plus ardent à poursuivre mon dessein, que la religion, l'humanité et la justice y sont intéressées. J'appelle de tous mes vœux l'attention sérieuse de tout médecin sur ces graves questions.

Un exemplaire de cet ouvrage sera remis à tout médecin en chef des hôpitaux de Paris, un à l'Académie nationale de Médecine. Un exemplaire sera également déposé à chaque ambassade étrangère pour être transmis à son gouvernement respectif, et de là aux Universités de médecine compétentes.

L'abbé L. Grévin.

TRAITÉ

DES

AFFECTIONS NERVEUSES.

DES VAPEURS, OU MALADIES DES NERFS, TELLES QUE LA MÉLANCOLIE, LA FOLIE, LA MANIE ET LA NOSTALGIE, LA PARALYSIE, L'ÉPILEPSIE, LES ACCÈS CONVULSIFS ET LA DANSE DE SAINT-GUY, LE HOQUET, LES CRAMPES, LE CAUCHEMAR, LA SYNCOPE ET L'ÉVANOUISSEMENT, LES VENTS, L'ABATTEMENT ET LE DÉCOURAGEMENT, L'AFFECTION HYSTÉRIQUE ET HYPOCONDRIAQUE.

I

DES VAPEURS, OU DES MALADIES DE NERFS EN GÉNÉRAL.

De toutes les maladies qui affligent l'espèce humaine, celles qu'on appelle maladies de nerfs ou vapeurs sont les plus compliquées et les plus difficiles à guérir. Un volume ne suffirait pas pour en décrire la variété des symptômes.

Elles prennent la forme de presque toutes

les autres maladies. Elles sont rarement les mêmes chez deux personnes différentes, et varient souvent chez la même personne, en divers temps. Semblable à un Protée, elles changent continuellement de caractère, et à chaque nouvel accès le malade s'imagine éprouver des choses qu'il n'avait pas encore ressenties.

Elles n'affectent pas seulement le corps; quelquefois l'esprit lui-même s'en ressent, et par là devient extrêmement faible et chagrin. L'abattement de l'âme, la crainte, la mélancolie et une inconstance de caractère étant les symptômes qui accompagnent ordinairement les maux de nerfs, beaucoup de personnes, en conséquence, ont été portées à les regarder entièrement comme des maladies de l'esprit : c'est une erreur; car le changement dans le caractère et toutes ses suites sont plutôt l'effet que la cause de ces maladies (1).

(1) S'il fallait considérer sous le nom de vapeurs, de maladies de nerfs, de maladies nerveuses ou de maladies vaporeuses, toutes celles dans lesquelles les nerfs sont affectés, il faudrait comprendre sous cette dénomination tous les maux auxquels le genre humain est sujet, puisqu'il n'en est pas dans lesquels les nerfs ne

ARTICLE I.

Causes des maladies de nerfs en général.

Tout ce qui tend à relâcher ou affaiblir le corps dispose aux maladies de nerfs. Ainsi, l'indolence ou l'inaction, l'excès dans les plaisirs de l'amour, le trop grand

jouent un rôle plus ou moins marqué, soit comme étant eux-mêmes le siége du mal, soit par leur proximité ou leur communication avec la partie affectée.

Or, pour éviter la confusion et mettre plus d'ordre et de clarté dans la description de ces maladies, nous dirons qu'on appelle, d'après Boerhaave, particulièrement maladies nerveuses celles qui ont leur siége ou dans la substance même des nerfs, ou dans leurs membranes, ou dans le cerveau et dans la moelle épinière ; et M. Buchan, qui paraît avoir suivi le docteur Whytt, restreint encore cette dénomination aux maux occasionnés chez des personnes d'une très-grande délicatesse et d'une sensibilité singulière, par des causes telles que chez des sujets bien constitués et en santé , elles n'eussent point eu de tels effets, ou n'en eussent eu que de beaucoup moins considérables.

Un exemple fera mieux sentir cette définition. Le mal de dent a certainement son siége dans le nerf, cependant ce serait abuser des termes que de l'appeler maladie nerveuse ; mais si, chez un sujet très-délicat, très-irritable, la douleur de dent occasionne des fai-

usage du thé et des autres boissons faibles et aqueuses ; les saignées, les purgatifs, les vomitifs trop fréquents ; enfin, tout ce qui peut troubler les digestions, ou s'opposer à ce que les aliments se changent en notre propre substance, peut causer ces maladies. De même, un long jeûne, les excès dans le boire et le manger, l'usage d'aliments venteux, crus et malsains, les positions du corps, etc., peuvent aussi les produire.

Ces maladies sont encore souvent causées par une forte application à l'étude. Ce qu'il y a de certain, c'est que peu de gens de lettres en sont entièrement exempts ; et l'on ne doit pas en être étonné, car l'étude trop sérieuse, non-seulement épuise les esprits, mais encore empêche qu'on ne fasse de l'exercice autant qu'il est nécessaire. De là les mauvaises digestions, l'inégale répartition des sucs nourriciers, le relâchement des solides, et la corruption de toute la masse des humeurs.

blesses, des syncopes, on ne peut s'empêcher de conclure que le mal de dent dans ce cas est un symptôme nerveux, puisqu'il ne produit ces accidents que parce que le sujet a les nerfs très-irritables.

Le chagrin et l'infortune produisent encore les mêmes effets; et dans le nombre
des personnes affectées de maladies nerveuses que j'ai vues, le plus grand nombre
dataient le commencement de leurs maladies plutôt de la perte d'un mari, d'un enfant chéri, ou de quelque autre événement
fâcheux, que de toute autre cause.

En un mot, tout ce qui affaiblit le corps,
ou qui abat les facultés de l'âme, peut susciter des maladies de nerfs. L'air malsain,
l'insomnie, les fatigues excessives, la crainte
du malheur, les anxiétés, les vexations, etc.,
peuvent y donner lieu.

ARTICLE II.

Symptômes des maladies de nerfs en général.

Nous ne décrirons que les symptômes les
plus généraux, parce qu'il serait inutile,
et même impossible, de les décrire tous.

Les maladies de nerfs s'annoncent par
une distension ou gonflement de l'estomac
et des intestins, causés par des vents. L'appétit et les digestions sont habituellement
dérangés; cependant il arrive quelquefois
que l'appétit est insatiable, et que les digestions sont très-promptes. Les aliments

aigrissent souvent dans l'estomac, et le malade vomit des eaux claires, des phlegmes épais, ou une liqueur noirâtre semblable à du marc de café.

Il éprouve, pour l'ordinaire, des douleurs cruelles vers le nombril, accompagnées de borborygmes ou de murmures dans les intestins. Le ventre est quelquefois relâché, mais plus souvent resserré; ce qui occasionne des vents, des malaises, etc.

Dans des temps, l'urine est en petite quantité; dans d'autres, elle est très-abondante et parfaitement claire. Le malade éprouve un serrement dans la poitrine, avec une difficulté de respirer, et des palpitations de cœur. Tantôt il ressent des bouffées soudaines de chaleur dans plusieurs parties du corps, et tantôt un sentiment de froid, semblable à celui qu'occasionnerait de l'eau versée sur ces parties. Il est sujet à des douleurs dans le dos et dans le ventre, ressemblant à celles que donne la gravelle.

Le pouls est très-variable; quelquefois plus lent qu'à l'ordinaire; d'autres fois très-vite. Le malade a des baillements, le hoquet, des soupirs fréquents, et il se sent suffoquer, comme s'il avait une boule ou un morceau dans le gosier. Il pleure et il rit par accès. Son sommeil est interrompu et rarement rafraîchissant ; enfin il est sujet au cauchemar ou incube. (Voyez ci-après.)

A mesure que la maladie fait des progrès, le malade éprouve des maux de tête, des crampes, des douleurs fixes dans différentes parties du corps. Les yeux sont ternes, et souvent il y ressent de la douleur et de la sécheresse ; les oreilles bourdonnent, l'ouïe s'affaiblit ; enfin, toutes les fonctions animales sont viciées.

L'âme est troublée à la moindre occasion, ce qui précipite le malade dans des agitations affreuses ; il est inquiet, il s'épouvante, il se désespère ; il se met facilement en colère, il a de la méfiance, etc. ; il se plaît dans les imaginations les plus bizarres ; il a les fantaisies les plus extravagantes ; la mémoire devient faible, et il perd en quelque façon la raison.

Il n'est pas de symptôme plus caractéristique de cette maladie que la peur constante de la mort. Elle rend les malheureux qui en sont attaqués, chagrins, difficiles, impatients et les porte à courir sans cesse d'un médecin à un autre. Aussi retirent-ils rarement de l'avantage des remèdes, parce qu'ils n'ont pas assez de constance pour persister dans aucun traitement, jusqu'à ce qu'il ait eu le temps de produire son effet. D'ailleurs, la plupart croient être attaqués de maladies dont ils sont entièrement exempts, et ils se fâchent quand on veut les en dissuader, ou quand on se moque de leurs idées ridicules.

Après que les malades ont été tourmentés pendant longtemps par un grand nombre de ces symptômes, je dis seulement un grand nombre, car il n'y a, je crois, personne qui les éprouve tous, il arrive quelquefois que ces malades tombent dans la mélancolie et deviennent fous, sont attaqués de jaunisse noire, d'hydropisie, de tympanite, de pulmonie, de paralysie, d'apoplexie, ou de quelque autre maladie fâcheuse.

ARTICLE III.

Régime qu'il faut prescrire dans les maladies de nerfs en général.

Les personnes attaquées de ces maladies ne doivent jamais rester trop longtemps sans manger. Leurs aliments doivent être so-

lides, nourrissants, mais de facile digestion; les sauces relevées, les viandes trop
grasses, sont très-nuisibles.

Ces malades doivent fuir toute espèce
d'excès, et ne jamais manger au delà de ce
que leur estomac peut digérer sans peine ;
s'ils se sentent faibles entre les repas, ils
prendront une croûte de pain et un verre
de vin. Leur souper doit être léger.

Quoique le vin, pris avec excès, affai-
blisse le corps et altère les facultés de l'esprit, cependant, pris modérément, il fortifie l'estomac et facilite la digestion. Ainsi
le vin trempé est une boisson très-conve-
nable dans les repas; mais s'il s'aigrit
dans l'estomac, ou si le malade est accablé
de vents, il faut alors qu'il boive de l'eau
mêlée avec de l'eau-de-vie, boisson qui,
dans ce cas, réussit beaucoup mieux.

Lorsque les vaporeux ont l'estomac très-
faible, et que les digestions sont très-
lentes, je me suis bien trouvé, à l'exemple
du docteur Whytt, de leur faire prendre un
petit verre de bon vin pur avant le repas,
ou lorsque l'estomac est vide, parce qu'a-
lors les qualités de cette liqueur étant
moins affaiblies, et la liqueur agissant immédiatement et en entier sur les nerfs de

ce viscère, elle a le plus grand effet, comme substance fortifiante. Lorsque cela est possible, je fais prendre du vin de Bordeaux de préférence à tout autre.

Il se privera de toutes les substances venteuses et de difficile digestion. Toutes les liqueurs aqueuses et chaudes, comme le thé, le café, le punch, etc., sont nuisibles. Ces boissons peuvent procurer un soulagement passager, mais elles augmentent toujours la maladie, parce qu'elles affaiblissent l'estomac et nuisent à la digestion.

On doit par-dessus tout s'abstenir des liqueurs fortes, quoiqu'on se trouve mieux, en général, immédiatement après en avoir pris. Car elles ne manquent jamais d'aggraver la maladie, et finissent toujours par devenir un poison assuré. Il est d'autant plus nécessaire d'insister sur ce sujet, que les personnes nerveuses se livrent plus particulièrement au thé et aux liqueurs fortes, et que presque toutes en sont la victime.

L'exercice, dans les maladies de nerfs, est un excellent moyen. On regarde, en général, celui du cheval comme le meilleur, parce qu'il met tout le corps en mouvement sans le fatiguer. Cependant, comme il y a des personnes qui se trouvent mieux de la promenade à pied, et d'autres de la promenade en carrosse, c'est au malade à choisir de ces différents exercices celui qui lui est le plus avantageux.

L'air frais et sec convient dans ces maladies, parce qu'il resserre les fibres et fortifie toute la machine. Au contraire, rien ne tend plus à relâcher et à énerver le corps, que l'air chaud, surtout celui qui résulte de grands feux ou de poêles établis dans de petits appartements.

Mais dans les cas où l'estomac et les intestins sont faibles, il faut se garantir des impressions du froid, surtout en hiver, en portant sur la peau une camisole de flanelle. Elle entretient une transpiration toujours égale, et garantit le canal alimentaire des impressions auxquelles il est exposé dans les passages subits du chaud au froid. On tire encore un grand avantage des frictions faites avec des brosses pour la peau ou des linges rudes, on excite par là la circulation, la transpiration, etc.

Les personnes nerveuses doivent se lever de bonne heure, et prendre de l'exercice avant le déjeuner; car un trop long séjour au lit relâche toujours les solides. Il faut encore qu'elles prennent de l'amusement, qu'elles se récréent, qu'elles se divertissent le plus qu'il est possible ; rien de plus nuisible aux nerfs, et n'affaiblit davantage les puissances digestives, que la tristesse, la crainte, le chagrin et les inquiétudes.

II

DE LA MÉLANCOLIE, DE LA FOLIE OU MANIE, ET DE LA NOSTALGIE.

La mélancolie est un état d'aliénation ou de faiblesse de l'esprit, qui nous rend incapable de jouir des plaisirs de la vie et d'en remplir les fonctions et les devoirs. C'est le premier degré de la folie, et souvent elle se termine par une folie complète.

La folie ou manie paraît, en effet, être le dernier degré de la mélancolie, étant produite par les mêmes causes et fortifiée par le tempérament, ou par une disposition héréditaire.

La folie a elle-même plusieurs degrés, depuis l'imbécillité, qui est peu différente de la première enfance, jusqu'à la fureur, que les seuls liens peuvent modérer. On sait que cette maladie a quelquefois des rémissions, et même des intermissions très-considérables, et qu'elle prend par accès, dans lesquels les fous ont une force étonnante, que le jeûne n'est pas même capable d'affaiblir. Il semble, à cet égard, que le corps, en acquérant de nouvelles forces, se dédommage de la faiblesse de l'esprit.

Il faut encore mettre sous ce titre la nostalgie, qu'on appelle très-improprement la maladie du pays ; car cette maladie n'est pas causée par le pays où l'on est, mais par le désir de revoir notre propre pays, nos parents, nos amis, etc.

ARTICLE I.

Causes de la mélancolie, de la folie ou manie, et de la nostalgie.

La mélancolie est souvent l'effet d'une disposition héréditaire. Les réflexions sérieuses, surtout lorsque l'esprit est long-temps occupé d'un seul objet ; les passions, les affections violentes de l'âme, l'amour, la crainte, la joie, le chagrin, un orgueil effréné et autres mouvements semblables, peuvent y donner lieu. Elle peut encore être produite par les excès dans les plaisirs de l'amour, par les narcotiques ou les poisons stupéfiants, par la vie sédentaire et la solitude, par la suppression des évacuations accoutumées, enfin par les fièvres aiguës et autres maladies.

Une violente colère peut changer cette maladie en une véritable folie; et le froid excessif, surtout des extrémités inférieures, en forçant le sang à se porter au cerveau, peut encore donner lieu à tous les symptômes de la folie.

Ceux qui se livrent aux passions vives, à une joie excessive, à un amour insensé, etc., doivent craindre pour leur raison. Les chagrins, l'adversité, la frayeur, de même que l'usage immodéré des narcotiques, des poisons assoupissants, du vin et des liqueurs spiritueuses, etc., ont quelquefois rendu fou. La suppression des évacuations sanguines habituelles, et des lochies chez les femmes en couches, les affections hypochondriaques et hystériques, et quelques autres maladies graves, comme la frénésie, les affections comateuses, ne produisent que trop souvent le même effet.

Les aliments de difficile digestion et incapables de s'assimiler à nos humeurs peuvent également l'occasionner, ainsi que les callosités des membranes du cerveau, et la sécheresse du cerveau lui-même. A toutes ces causes, il faut ajouter les idées noires et fausses qu'on se fait quelquefois de la religion.

Ceux qui se livrent sans mesure à la méditation, ou qui s'appliquent à l'étude des sciences abstraites, les personnes pesantes et stupides, en sont encore très-susceptibles. On sait que les fous ont beaucoup de penchant à l'acte vénérien, et qu'ils supportent le froid, la faim et les veilles, sans en paraître incommodés.

ARTICLE II.

Symptômes de la mélancolie, de la folie ou manie,
et de la nostalgie.

Quand une personne commence à être attaquée de la mélancolie, elle est peureuse, inquiète et cherche la retraite. Les malades sont de mauvaise humeur, exigeants, querelleurs, curieux ; tantôt avares, et tantôt prodigues ; enfin ils s'impatientent pour le moindre sujet.

Ils ont le ventre ordinairement resserré ; leurs urines sont claires et en petite quantité. L'estomac et les intestins sont gonflés de vents. Ils ont le teint pâle, et le pouls petit et faible.

Les fonctions de l'âme sont tellement altérées, qu'ils s'imaginent souvent être morts ou transformés en quelque autre animal. On en a vu qui, se croyant de verre ou de quelque autre substance aussi fragile, n'osaient faire le moindre mouvement de peur d'être mis en pièces.

C'est dans ce cas qu'il faut veiller très-soigneusement sur les infortunés qui sont attaqués de cette maladie, sans quoi ils mettent fin eux-mêmes à leur malheureuse existence.

Les mélancoliques sont extrêmement sujets aux terreurs paniques, aux éblouissements, aux étourdissements; ils répandent des pleurs sans sujet; leur sommeil est laborieux et accompagné de rêves effrayants. Ils se plaignent communément d'une douleur ou pesanteur à la tête, et du bourdonnement d'oreille; ils sont souvent attaqués de tremblements, de convulsions et d'assoupissement. Ils ont des palpitations de cœur, des serrements de poitrine, des anxiétés, et particulièrement une douleur sourde à l'orifice supérieur de l'estomac. Ils se plaignent de rapports et de flatuosités ; ils rendent des crachats épais ; le bas-ventre s'élève quelquefois. Plusieurs ont des crudités acides dans l'estomac, qui excitent une espèce de faim canine. L'appréhension de la mort occupe la plupart des mélancoliques ; quelques-uns cependant craignent de vivre, et désirent de bonne foi la fin de leurs peines. Il en est dont le délire est singulier et risible ; il ne roule souvent que sur un seul objet.

Il y a une autre sorte de délire mélancolique, mais extrêmement rare, qui porte les malades à s'échapper la nuit, et à courir les champs comme des loups ; on les appelle, pour cette raison, *lycanthropes*, ou vulgairement *loups-garoux*. D'autres, sans s'échapper, veulent toujours changer de lieu, et ne croient pouvoir être bien que là où ils ne sont pas. Il y en a, au contraire, qui ne veulent pas quitter leur place, et qui tombent dans une espèce de stupidité qui les rend indifférents, ou pour la compagnie, ou pour la solitude.

Les malades qui sont attaqués de la nostalgie se livrent à une tristesse dont rien ne peut les distraire, et tombent peu à peu dans un état de langueur qui les mine ; l'appétit leur manque, le pouls devient fébrile; ils tombent enfin dans une sorte de marasme mortel.

La nostalgie attaque le plus communément les jeunes gens qui, éloignés de leur famille, éprouvent des revers, ou sont privés de l'aisance et des amusements dont ils jouissaient chez eux. On en rencontre souvent parmi les domestiques nouvellement arrivés des campagnes dans les villes.

La mélancolie qui vient de la suppression de quelque évacuation accoutumée ou de quelque maladie des organes, est plus facile à guérir que celle qui procède des affections de l'âme ou d'une disposition héréditaire. Une hémorrhagie du nez, ou le cours de ventre, ou la gale, ou les hémor-rhoïdes, ou le retour des règles, etc., emportent quelquefois cette maladie.

III

DE LA PARALYSIE.

La paralysie est la perte ou la diminution du sentiment et du mouvement, ou seulement de l'une de ces deux fonctions, dans une ou plusieurs parties du corps.

De toutes les maladies appelées nerveuses, la paralysie est celle qui dure le moins, et qui peut devenir le plus promptement fatale.

Elle est plus ou moins dangereuse, selon l'importance de la partie affectée. La paralysie du cœur, des poumons ou de quelque autre organe nécessaire à la vie, est mortelle; celle de l'estomac, des intestins et de la vessie est très-dangereuse. Lorsqu'elle attaque le visage, c'est un mauvais signe, parce qu'on doit en conclure que le cerveau est affecté. Lorsque la partie paralysée est froide et insensible, lorsqu'elle se dessèche et que le malade commence à perdre le jugement et la mémoire, il n'y a que très-peu d'espérance de guérison.

La paralysie se divise en raison du nombre de parties qui en sont attaquées à la fois; ainsi, on nomme paraplégie ou paralysie universelle, celle qui attaque tout le corps; hémiplégie, celle qui attaque un seul côté; enfin, paralysie partielle, celle qui n'attaque qu'une partie, comme le bras, la jambe, les paupières, la langue, le pharynx, la vessie, l'anus et les viscères, dont on vient de faire mention.

Il y a encore des paralysies qui ne privent que du mouvement les parties qui en sont le siége. Ces espèces de paralysies sont familières aux hypocondriaques, aux scorbutiques et aux personnes qui, ayant le genre nerveux très-irritable, sont sujettes aux affections convulsives.

ARTICLE I.

Causes de la paralysie.

La cause immédiate de la paralysie est tout ce qui peut faire obstacle au jeu du système nerveux, dans un muscle ou dans une partie du corps.

Les causes occasionnelles et prédisposantes sont en grand nombre, comme l'ivrognerie, les blessures du cerveau ou de la moelle épinière, la compression du cerveau ou des nerfs, l'air très-froid et très-humide, la suppression des évacuations accoutumées, la rentrée des éruptions cutanées, une peur subite, le défaut d'exercice, tout ce qui peut relâcher les solides, comme la boisson trop abondante de thé, de café, etc. La paralysie peut encore venir de blessures faites aux nerfs mêmes, de vapeurs empoisonnées des métaux ou des minéraux, comme celles du mercure, du plomb, de l'arsenic, etc.

La paralysie est rarement maladie primitive ou essentielle ; elle succède communément à d'autres maladies, telles que l'apoplexie, l'épilepsie, et la plupart des maladies convulsives, la colique néphrétique violente, la passion iliaque, la dysenterie, la goutte, le rhumatisme, etc. Elle peut encore être le produit de la vieillesse, de l'affection hypocondriaque et scorbutique, de la cachexie et des maladies vénériennes, de l'épuisement, tant par les pertes de sang que par celles de la semence, de l'ivresse et du vin frelaté par la litharge, du long usage des narcotiques, enfin, du froid extrême, et principalement du froid humide.

Les enfants deviennent encore paralytiques par la rentrée des éruptions cutanées, par la petite vérole mal traitée, etc. La pléthore donne souvent lieu à la paralysie, qu'on peut encore rapporter à l'usage immodéré du café.

L'hémiplégie, dont l'œil, la langue et la bouche se ressentent communément, et qui est l'espèce de paralysie la plus commune, n'est pas fort à craindre lorsque la tête est libre, et l'on peut vieillir dans cet état.

La paralysie universelle, lorsqu'elle n'enlève pas promptement les malades, peut durer longtemps. Le tremblement, le fourmillement, les picotements et les douleurs sont de bons signes dans cette paralysie, ainsi que la fièvre qui survient à la paralysie qui est causée par l'apoplexie séreuse.

La paralysie dans laquelle il n'y a que perte du mouvement n'est pas beaucoup redoutable, et elle est plus guérissable que les autres. Celle qui a été précédée par l'apoplexie ou toute autre affection du cerveau est la plus rebelle; celle qui occupe le bas-ventre et les parties inférieures est mortelle. La paralysie ancienne dessèche les parties; il n'y a plus de guérison à espérer pour les membres atrophiés et qui ont perdu beaucoup de leur chaleur naturelle.

La paralysie se termine quelquefois par des convulsions; mais le plus souvent par la gangrène, qui est communément précédée de l'enflure de la partie.

La rechute, dans cette maladie, est plus à craindre que la première attaque, et rarement en a-t-on une troisième.

La paralysie, au reste, se dissipe quelquefois, ainsi que l'apoplexie, sans secours: et comme il est rare qu'on n'y fasse point de remèdes, on ne manque jamais de leur atttibuer cet heureux événement. On a même vu quelquefois que la paralysie, contre laquelle on avait employé tout ce que l'art peut inspirer, s'est dissipée sur-le-champ par une grande frayeur, par une colère excessive ou toute autre passion vive, etc.

ARTICLE II.

Traitement des diverses espèces de paralysies.

On rapporte plusieurs guérisons de paralysies, opérées par le moyen de l'alcali volatil fluor. On conçoit facilement que contre une paralysie récente, ce médicament doit avoir la même action que contre l'apoplexie. Mais on parle de paralysies anciennes et invétérées. Une personne, entre autres, attaquée d'un rhumatisme chronique, qui menace de paralysie toute la cuisse, la jambe et le pied gauche, et probablement toute la moitié du corps, de ce même côté, car elle dit sentir des engourdissements dans le cou, l'épaule et le bras, me disait dernièrement que, quand elle serait débarrassée de quelques affaires qui lui ôtaient le temps de se médi-

camenter, elle prendrait de l'alcali volatil
fluor, comme venait de faire un homme de
sa connaissance, qui, paralytique depuis
plus de deux ans, avait été parfaitement
guéri en prenant tous les jours, pendant
une semaine, douze gouttes de cet alcali,
soir et matin, dans deux cuillerées d'eau.

L'exercice est de la plus grande importance dans la paralysie; mais il faut que le
malade se garantisse de l'air froid, épais
et humide. Il faut qu'il porte de la flanelle
sur la peau, et qu'il se transporte, s'il est
possible, dans un pays plus chaud que celui qu'il habite.

Comme nous l'avons déjà dit, la paralysie
ne venant, généralement parlant, que de
l'altération des fluides, il faut la prévenir
dès les premiers symptômes, et la com-
battre par la potion évacuante.

IV

DE L'ÉPILEPSIE OU HAUT-MAL.

L'épilepsie est une privation subite de
tout sentiment, dans laquelle le malade
tombe tout à coup, et cet état est accompagné de violents mouvements convulsifs.

Les enfants, surtout ceux qui sont élevés délicatement, y sont le plus sujets. Cette maladie attaque plus souvent les hommes que les femmes, et elle est très-difficile à guérir (1).

— Quand les enfants en sont attaqués, on a lieu d'espérer qu'ils en guériront dans l'âge de puberté ; mais quand les malades ont au delà de vingt ans, la cure en est très-difficile ; et quand ils en ont quarante passés, on ne doit plus l'espérer. Si l'accès est très-court, et qu'il revienne rarement, on peut se flatter de la guérison ; mais si les accès sont très-longs et reviennent fort souvent, on a tout à craindre que le malade n'en guérisse jamais. C'est encore un signe défavorable, quand le malade est

(1) Ce qui est dit ici n'est pas exactement vrai ; car s'il est certain que les petits garçons sont au moins aussi sujets à l'épilepsie que les petites filles, il ne l'est pas moins qu'à mesure que les constitutions se développent, le tempérament des personnes du sexe restant en général plus faible et plus mobile que celui des hommes, il donne plus de prise à cette maladie ; de sorte qu'à prendre depuis l'âge de sept ans, on voit plus d'épileptiques parmi les personnes du sexe que parmi les hommes.

surpris par l'accès en dormant. (Voyez ci-après.)

ARTICLE I.

Causes de l'épilepsie ou haut-mal, etc.

L'épilepsie est quelquefois héréditaire. Elle peut venir des frayeurs de la mère, tandis qu'elle était enceinte ; de coups, de meurtrissures et de blessures à la tête ; d'un amas d'eau, de sang ou d'humeurs séreuses dans le cerveau ; de polypes, de tumeurs ou de concrétions dans le crâne ; de l'ivrognerie, de l'excès dans les plaisirs de l'amour, des affections hystériques, des vers, des maux de dents, de la suppression des évacuations accoutumées, d'un trop grand embonpoint, ou de la pléthore ; enfin, des passions violentes, ou des affections de l'âme, comme la frayeur, la joie, etc. Elle peut être encore communiquée par la contagion de plusieurs autres maladies, telles que la petite vérole, la rougeole, etc.

ARTICLE II.

Symptômes de l'épilepsie ou haut-mal, etc.

Un accès d'épilepsie est ordinairement

précédé de lassitudes extraordinaires, de douleurs à la tête, de pesanteurs, d'éblouissements, de bruit dans les oreilles. La vue est trouble ; on a des palpitations de cœur, un sommeil interrompu, une difficulté de respirer et des vents dans les intestins. Les urines sont en grande quantité, mais claires ; le malade est pâle, il a froid aux extrémités, et il éprouve souvent une sensation semblable à celle d'un courant d'air froid qui lui monterait vers la tête.

Ce sentiment ressemble quelquefois à un chatouillement ; et, de quelque nature qu'il soit, il devient très-utile, en ce qu'il donne le temps, comme nous le dirons plus bas, de prévenir l'accès par une ligature ou par tout autre moyen.

Les autres signes avant-coureurs de l'accès sont la tristesse, la facilité à se mettre en colère, le larmoiement, le gonflement des yeux, et surtout des paupières ; quelquefois une rougeur assez marquée au haut des narines et entre les deux sourcils ; d'autres fois un gonflement assez sensible des veines du front ; tantôt des rêves effrayants, ou au moins un sommeil très-agité, et tantôt des douleurs dans le sein, ou des dérangements d'estomac.

On voit que ces symptômes avant-coureurs varient, relativement aux causes qui donnent lieu à l'épilepsie. Il est donc de la plus grande importance de faire une attention scrupuleuse aux causes qu'on vient d'exposer, puisque la médecine ne possédant pas de vrais spécifiques contre cette maladie, on ne pourra jamais parvenir à la prévenir, qu'on n'ait attaqué celle qui l'occasionne ou qui l'entretient.

Dans l'accès, le malade fait, en général, un bruit extraordinaire; les pouces se courbent et se rapprochent du creux de la main; il écume de la bouche; les bras, les jambes se plient, se courbent, se tournent de diverses manières; il rend souvent involontairement la semence, les urines et les excréments. Il est absolument privé de sens et de raison.

L'accès passé, les sens reviennent peu à peu; le malade se plaint d'une espèce d'engourdissement, de lassitude, de douleurs de tête, sans conserver aucun souvenir de ce qui lui est arrivé.

Les accès viennent quelquefois de violentes affections de l'âme, de débauches de liqueurs, d'une chaleur ou d'un froid excessif, etc.

La difficulté de reconnaître les causes de cette maladie et les symptômes extraordinaires qu'elle présente, l'ont fait attribuer autrefois à la colère des dieux, ou à l'entremise des mauvais esprits. De nos jours, le vulgaire l'impute souvent à quelque enchantement ou à quelque sortilége. Elle dépend cependant de causes tout aussi naturelles que les autres maladies, et l'on parvient souvent à la guérir en persistant dans l'usage des remèdes appropriés.

Une des principales raisons qui contribuent le plus à retarder les progrès qu'on pourrait faire dans le traitement de l'épilepsie, est la fausse honte qu'on y attache. Ce préjugé tire son origine de la superstition des anciens, qui, ignorant les véritables causes de cette maladie, l'attribuaient à un acte particulier de la colère céleste, et regardaient un accès d'épilepsie, dans une assemblée publique, comme un signe de l'improbation des dieux : ce qui la faisait rompre sur-le-champ, et rendait ceux qui en étaient attaqués l'objet de l'exécration publique.

Les lumières qu'on a acquises depuis le temps des Comices, auraient dû effacer jusqu'aux moindres traces de cette opinion barbare, qui a les suites les plus funestes. Car en fuyant les malades qui en sont les victimes, on leur inspire de l'horreur pour eux-mêmes, on empoisonne leur existence, et, sans cesse irrités par les désagréments qu'ils éprouvent, cette cause ne contribue pas peu à entretenir leur maladie, et à l'augmenter.

L'épilepsie est sans doute plus fâcheuse pour le malade, que plusieurs autres maladies; mais il n'en est point qui soient moins douloureuses. En considérant le malade de sang-froid, on ne voit qu'un homme privé de tout sentiment, et, par cette raison, insensible aux coups, aux meurtrissures, aux déchirures qu'il se fait souvent, lorsqu'on l'abandonne à lui-même, dans le temps de l'accès. Celui qui se casse un membre, qui se coupe la langue, etc., ne donne pas plus de signes de douleurs que celui qu'on surveille, de manière à prévenir ces accidents.

Le spectacle d'un accès d'épilepsie, quelque triste qu'il soit, bien loin de nous inspirer de l'horreur et de l'éloignement, doit donc, au contraire, exciter notre pitié, et nous porter à garantir le malheureux qui en est l'objet des suites de cet accès, qui sont véritablement douloureuses pour lui.

D'ailleurs, l'épilepsie n'est pas aussi généralement mortelle qu'on s'est plu à le répéter d'après Hippocrate. Toutes les maladies de nerfs sont difficiles à guérir, et l'épilepsie doit l'être plus qu'une autre, puisqu'elle est une des plus graves ; mais la croire incurable, c'est ignorer les ressources de la nature et de l'art. Voici le pronostic que M. Tissot porte de cette maladie, d'après les observations des meilleurs praticiens :

« L'épilepsie, qui se manifeste dès l'enfance et qui persiste, est la plus opiniâtre ; et, malgré ce qu'on a pu en dire, il n'est pas exactement vrai qu'elle se dissipe à l'âge de puberté.

« Elle est moins dangereuse quand elle prend à l'âge d'un an et au-dessus ; mais si on n'y apporte pas de prompts secours, les accès deviennent fréquents, les facultés intellectuelles souffrent, la santé même se dérange. Ces enfants tombent souvent dans l'imbécillité ; ils deviennent très-faibles ; quelquefois ils se nouent, et périssent avant même que d'atteindre l'âge de puberté ; et s'ils y parviennent, cette époque les tue, et ne les guérit pas. Cette funeste idée, que la maladie se dissipera à sept ou quatorze ans, fait qu'on attend ces époques sans rien faire ; et quand on demande du secours, il est trop tard pour en recevoir. »

L'épilepsie qui prend depuis quatre ou cinq ans jusqu'à dix ou douze, guérit si l'on s'en occupe à temps et si on lui donne les soins qu'elle exige.

Celle qui se déclare à douze ou treize ans, quelquefois sans cause apparente, d'autres fois d'après la cause la plus légère, n'est souvent que l'effet de la crise dans laquelle la machine se trouve à cette époque. Elle est alors dans un état d'épuisement, de sensibilité qui dure pendant cette période et finit quelquefois avec elle; et c'est sans doute cette espèce d'épilepsie qui, mal observée, a fait dire trop généralement que la puberté les guérissait ; mais j'ose avancer, dit M. Tissot, qu'elle ne guérit que celles qu'elle a produites, et qu'elle ne les guérit pas même toutes.

Il y a ici une remarque particulière à faire, par rapport au sexe, et il est de la plus grande importance de ne pas la négliger. De ce qu'on a quelques observations de jeunes personnes guéries de l'épilepsie par le mariage, on voit tous les jours des chirurgiens, et même des médecins, conseiller le mariage comme remède, ou plutôt comme spécifique dans cette maladie, ainsi qu'on les voit en user à l'égard de la plupart des maladies des jeunes filles.

Cependant il est d'expérience que l'événement n'a justifié cette promesse, que quand l'épilepsie vient, ou d'une suppression des règles, que le mariage établit, ou de la difficulté de leur écoulement, qu'il facilite, ou d'un excès de tempérament, cause bien plus rare qu'on ne le croit, auquel il remédie. Dans toute autre circonstance, le mariage augmente la disposition épileptique et la développe. M. Tissot rapporte l'exemple d'une jeune femme chez laquelle quelques jours de mariage développèrent un accès d'épilepsie, qui devint très-fort par la suite. Il est donc de la sagesse et de la prudence, dans ces cas, de ne permettre le mariage que lorsque l'épilepsie tient à l'une des trois causes que nous venons d'indiquer, et de le défendre dans toutes les autres circonstances.

Les vieillards sont rarement sujets à l'épilepsie, et elle n'est point aussi fatale chez ces personnes qu'Hippocrate l'a avancé. Chez ces derniers, comme chez tous les autres, elle est toujours relative aux causes qui l'ont fait naître, et aux circonstances qui l'accompagnent.

Quand l'épilepsie subsiste depuis la jeunesse, et qu'elle ne se guérit pas, elle ne laisse point parvenir à une grande vieillesse, elle dégénère en apoplexie et tue promptement; ou bien la lésion du genre nerveux jette toutes les fonctions dans la langueur, et les malades périssent de quelque maladie chronique.

L'épilepsie dont les accès sont très-violents, fait craindre que le malade ne succombe et ne périsse dans l'accès. Quand ils sont forts et rapprochés, on peut également craindre que l'organisation ne soit très-viciée et que le malade ne tombe dans la langueur.

Celle dont les accès ne sont produits que par une seule cause accidentelle, ou au moins par une cause accidentelle forte, est d'un plus heureux augure que celle qui se reproduit pour des causes si légères qu'elles échappent, et qu'il est presque toujours impossible de les assigner.

L'épilepsie qui a pour cause la peur ou la frayeur, est beaucoup plus à craindre que celle qui est occasionnée par la colère, etc.

Elle est encore très-fâcheuse quand elle est l'effet du chagrin, parce qu'elle ne se manifeste qu'après un dépérissement presque général.

Le fond du tempérament, qui a plus ou moins de ressource, l'état de la santé, les circonstances agréables ou tristes dans lesquelles on se trouve, l'air qu'on respire, le genre de vie qu'on mène, les remèdes qu'on a déjà employés sans effet, sont encore autant de circonstances qu'on doit peser et combiner entre elles, avant que de donner un pronostic sur cette maladie.

Enfin, il ne faut pas se dissimuler qu'il est souvent très-incertain, et il n'y a qu'un charlatan ou un fourbe qui puisse promettre une guérison complète et radicale, avec cette confiance avec laquelle on promet celle de beaucoup d'autres maladies, parce que nous n'avons aucun signe certain pour apprécier à quel point le cerveau est endommagé et susceptible de rétablissement.

On voit par tout ce que nous venons de rapporter que cette maladie, pour être difficile à guérir, n'est pas pour cela incurable, et qu'il y aurait de l'inhumanité et

même de la barbarie à abandonner ceux
qui en sont malheureusement attaqués.

ARTICLE III.

Remèdes qu'on peut administrer aux malades de tout
âge attaqués de l'épilepsie.

« Le moyen le plus efficace de remédier à
« l'épilepsie, qu'elle vienne de la suppres-
« sion de quelque évacuation accoutumée,
« soit sanguine, soit humorale, comme
« d'un cours de ventre habituel, de l'écou-
« lement d'un ulcère, des vers ou des accès
« qui précèdent quelquefois l'éruption de
« la petite vérole ou de la rougeole (1), etc.,
« c'est d'avoir recours à la potion éva-
« cuante. » On a même des observations qui
prouvent qu'on a guéri radicalement l'é-
pilepsie par des opérations externes.

Le docteur Short, de la Société Royale
de Londres, a guéri une femme de trente-
huit ans, attaquée depuis douze ans de
cette maladie, et qui avait usé de tous les
remèdes employés dans ces cas, en lui en-
fonçant un scalpel, de la profondeur de
deux pouces, dans la partie de la jambe
par laquelle commençait l'accès. Comme

(1) Ou de la pousse des dents.

elle était pour l'instant dans l'accès, elle ne s'aperçut pas de la blessure ; mais M. Short sentit dans la plaie un petit corps dur ; il le sépara des muscles et le tira avec des pinces. La malade revint sur-le-champ de son accès, se mit à crier qu'elle se portait bien, et n'a jamais eu depuis aucune attaque. (*Essais et Observations de Médecine d'Edimbourg*, t. IV, art. 27, p. 525.)

On lit dans le *Dictionnaire de Médecine* deux autres observations du même genre. Un médecin d'Oxford conseilla à une jeune dame, sujette à de fréquents accès qui s'annonçaient par une douleur dans le gros doigt du pied, de se faire couper ce doigt. Elle suivit son conseil, et recouvra parfaitement la santé. La Motte avait déjà été de cet avis pour un autre malade, et avant lui Olaüs Borrichius. On a même guéri l'épilepsie par des cautères ou des sétons sur la partie par laquelle s'annonçait l'accès.

Le traitement pendant l'accès se réduit à bien peu de chose : c'est d'éviter que le malade ne se fasse du mal. Pour cet effet on commence par essayer de lui mettre entre les dents le coin d'un mouchoir ou d'une serviette fine, pour empêcher qu'il ne se déchire la langue, ce qui arrive fréquemment, ou qu'il ne l'ampute entièrement, comme on l'a vu quelquefois. Ensuite on le place sur un lit, tiré dans le milieu de la chambre, garni au chevet de coussins très-épais ou très-multipliés, pour empêcher que dans les convulsions il ne se heurte la tête.

On place des assistants autour du lit, pour le retenir dans le cas où les convulsions tendraient à le jeter à terre, et pour prévenir, autant qu'il est possible, les coups, les meurtrissures qu'il se fait quelquefois au visage avec les poings. Mais il ne faut pas que les assistants se tourmentent à vouloir réprimer les mouvements convulsifs, à ouvrir les pouces des mains, dont la convulsion est plus constante, dans cette maladie, que celle de toute autre partie. Tous leurs efforts seraient inutiles et deviendraient dangereux, puisqu'on a vu des imprudents luxer les membres des malades en empêchant qu'ils ne se fissent du mal. Voilà tout ce que l'on peut et doit faire.

Il est encore inutile de présenter au malade des odeurs spiritueuses, de lui appliquer des remèdes âcres, de lui faire des frictions, etc. L'action des nerfs, qui sont le siége du sentiment, étant absolument nulle, tous ces moyens n'opèrent rien et ne doivent opérer rien du tout. Les odeurs fétides, les poudres propres à exciter l'éternument sont dangereuses.

L'éternument commence par une suspension dans la respiration, et cette suspension ne peut exister sans accumuler le sang dans les vaisseaux de la tête, où il y en a déjà trop. L'éternument est lui-même une convulsion, qu'il est ridicule de regarder comme propre à en faire cesser d'autres.

On a beaucoup disputé sur les avantages et les désavantages de la saignée pendant l'accès ; ce qu'il y a de certain, c'est que les hémorrhagies du nez, qui se sont quelquefois manifestées dans ces cas, n'ont pas paru soulager le malade, et on doit certainement encore moins espérer des saignées.

Cependant, lorsque la violence des symptômes de l'accès, la force et la dureté du pouls, la rougeur du visage, et le gonflement des veines du cou et de la tête prouvent qu'il y a pléthore dans cette partie : Je crois, dit M. Tissot, qu'il faut se déterminer sur-le-champ à la saignée, mais à la saignée d'une des jugulaires.

La saignée peut encore être indispensablement nécessaire sur la fin de l'accès, quand les signes donnés de la pléthore du cerveau subsistent encore et font craindre un engorgement apoplectique ; mais ces saignées ne peuvent être faites que par des mains très-adroites et très-exercées, les mouvements continuels du malade les rendant très-difficiles et souvent dangereuses.

Lorsque l'accès est passé, la plus grande tranquillité est le plus grand des remèdes. On donne, un quart d'heure après, des lavements d'eau tiède, et fréquemment de petites tasses d'eau fraîche. Ensuite, on tâche de distraire le malade agréablement, pour l'étourdir sur son mal, dont il est quelquefois très-affecté durant quelques heures après l'accès. Lorsqu'il y a de l'abattement sans irritation, on peut lui donner de légers cordiaux, comme de l'eau de mélisse, de l'eau de fleurs d'oranger, etc.

Lorsque la maladie est héréditaire, ou lorsqu'elle est occasionnée par quelque lésion dans le cerveau, il ne faut pas en attendre de guérison (1).

____

(1) L'épilepsie exempte de lésion organique ne paraît pas incurable.

Quand elle reconnaît pour cause de la faiblesse ou la trop grande irritabilité du système nerveux, il faut administrer les remèdes qui sont capables de fortifier les nerfs.

V

DES ACCÈS CONVULSIFS ET DE LA DANSE DE SAINT-GUI.

Tout accès de convulsion procède des mêmes causes que l'épilepsie, et doit en conséquence être traité de la même manière, et relativement à la cause qui le fait naître.

Mais il est une espèce particulière d'accès convulsifs appelée communément la danse de Saint-Gui ou de Saint-Vite.

ARTICLE I.

Symptômes de la danse de Saint-Gui.

Dans cet accès, le malade fait des mouvements, des gesticulations, des sauts si précipités, si ridicules, que le peuple le prend ordinairement pour un ensorcelé.

Cette maladie n'est guère familière qu'aux

fanatiques et à ceux dont l'imagination est vive et exaltée, et les malades chez qui on l'observe sont les enfants et les filles depuis l'âge de dix ans jusqu'à celui de puberté. On lui a donné ce nom, parce que tous les ans, au mois de mai, on célèbre une fête à une chapelle de Saint-Gui, près d'Ulm, ville impériale, sur le Danube, dans le Cercle de Souabe, où tous les fanatiques des environs se rendent pour y danser, le jour et la nuit, à l'honneur du Saint, jusqu'à ce qu'ils tombent en convulsions ou comme en extase.

On sent que ces espèces d'insensés ne sont pas tous aux environs d'Ulm, et qu'il ne faut pas être bien habile pour voir dans ce prétendu mal l'effet ordinaire d'une imagination déréglée. Cependant nous ne nions pas qu'il y ait des malades chez lesquels les convulsions se manifestent sous des dehors aussi ridicules.

J'ai même vu une jeune fille de treize à quatorze ans, dont les accès épileptiques avaient beaucoup de ressemblance avec ceux de la danse de Saint-Gui. Elle était dans un mouvement perpétuel; sa tête, ses mains et ses pieds étaient dans une agitation qui, malgré l'état pitoyable dans lequel était cette jeune malade, forçait les assistants à rire dans certains moments. Ces gesticulations étaient accompagnées, de temps en temps, dans la journée, de cris aigus, d'écume à la bouche et de tous les autres sympômes de l'épilepsie.

Dans ces cas, il faut, comme dans l'épilepsie et dans toutes les maladies nerveuses, s'attacher à en saisir les véritables causes, et se conduire d'après les indications que présentent ces causes.

VI

DU HOQUET.

Le hoquet est une affection spasmodique, ou une convulsion de l'estomac et du diaphragme, occasionnée par tout ce qui peut irriter les fibres nerveuses de ces parties.

Il y a plusieurs espèces de hoquets : le simple et passager, qui ne mérite pas seulement le nom d'indisposition ; le symptomatique, qui est fréquent dans les fièvres aiguës, dans l'inflammation de l'estomac, du foie ou de quelque autre viscère, dans la passion iliaque, le choléra morbus, la dysenterie, les hémorrhagies, etc., et dans ces cas il passe toujours pour un symptôme mortel ; enfin, l'essentiel, dont il est question ici, et qui devient souvent une maladie très-rebelle.

Il est quelquefois périodique, mais ses retours sont rarement fixes et déterminés. Sa durée est très-incertaine : il dure quelquefois des jours, des semaines, des mois, des années ; car on l'a vu durer jusqu'à trente années. Il a plusieurs degrés : il est quelquefois si violent, qu'on peut l'entendre de fort loin : il semble alors que les côtes vont se briser, et les malades craignent d'en être suffoqués.

Les gens voraces et les buveurs, les enfants, ceux qui sont affectés des passions hystériques et hypocondriaques sont les plus sujets au hoquet, tant accidentel, qu'habituel.

ARTICLE I.

Causes du hoquet.

Le hoquet peut venir de toute espèce d'excès dans le boire et dans le manger, de blessures de l'estomac et de poisons, de tumeurs inflammatoires et squirreuses de l'estomac, des intestins, de la vessie, du diaphragme et des autres viscères.

Il peut encore dépendre de la suppression des évacuations habituelles, comme des règles, des hémorrhoïdes, etc., de la rentrée de l'érésipèle et autres maladies de la peau, de la répercussion de la goutte, etc.

Le hoquet présage souvent la mort, surtout lorsqu'il est symptôme de la gangrène, et dans les fièvres aiguës et malignes.

ARTICLE II.

Traitement du hoquet simple.

Le hoquet simple et passager, ou accidentel, se dissipe de lui-même, ou par la simple boisson d'eau froide ou dégourdie. On peut aussi l'arrêter, en suspendant pour quelque temps la respiration. L'application ou la contention de l'esprit, la surprise et les autres affections de l'âme produisent le même effet.

Traitement du hoquet symptomatique.

Le hoquet symptomatique cède pour l'ordinaire aux remèdes propres à la maladie dont il est un symptôme. Cependant, comme il est en général dangereux et souvent mortel, il faut travailler à le calmer.

Lors donc qu'il est occasionné par des aliments venteux ou de difficile digestion, un verre de bon vin, ou de quelque autre liqueur spiritueuse, en est, pour l'ordinaire, le remède. Lorsqu'il est produit par des poisons, il faut boire abondamment du lait et de l'huile.

Le hoquet occasionné par l'inflammation de l'estomac, etc., est très-dangereux. Dans ce cas, il faut suivre le régime rafraîchissant. On saignera le malade ; on lui fera prendre souvent dans la journée quelques gouttes d'esprit de nitre dulcifié, dans un verre de petit-lait au vin. On appliquera sur la région de l'estomac des linges trempés dans l'eau chaude, ou des vessies remplies d'eau et de lait chauds.

Le quinquina et les autres antiseptiques sont les seuls remèdes qui peuvent donner quelque espérance contre le hoquet causé par la gangrène ou la mortification.

Traitement du hoquet essentiel.

Le hoquet est rarement opiniâtre, quand

on commence par attaquer la cause dont il dépend.

Lorsque le hoquet est la maladie essentielle, et qu'il est occasionné par une plénitude d'estomac, ou par des humeurs pituiteuses ou bilieuses qui surchargent cet organe, les évacuants sont d'un grand secours, pourvu toutefois que le malade puisse les supporter (1).

« Quand le hoquet est produit par des « vents, il faut employer le même moyen. »

Une saignée l'arrête promptement, lorsqu'il tient à la pléthore ou à la suppression de quelque évacuation accoutumée.

VII

DES CRAMPES.

Nous allons d'abord parler des crampes de l'estomac, maladie purement nerveuse, qu'il ne faut pas confondre avec les crampes des extrémités, comme des cuisses, des jambes, des bras, des doigts, etc.;

(1) Un demi-verre d'huile douce avalé arrête facilement le hoquet qui peut survenir quelquefois pendant le traitement.

affections qui, quoique passagères, occasionnent quelquefois des douleurs insupportables, et que tout le monde connaît pour les avoir éprouvées au moins quelquefois.

Souvent les crampes de l'estomac prennent subitement. Cette maladie est très-dangereuse et demande les secours les plus prompts. Les personnes avancées en âge, surtout celles qui sont nerveuses, goutteuses, ou qui ont des affections hystériques et hypocondriaques, y sont les plus sujettes.

ARTICLE I.

Traitement des crampes de l'estomac.

Voulez-vous vous en débarrasser, prévenez-les par le moyen de la potion évacuante.

ARTICLE II.

Traitement des crampes des extrémités.

Les crampes des jambes, des cuisses, des bras, des doigts, etc., peuvent tenir également au spasme; mais elles sont dues plus généralement à l'engourdissement. Elles prennent souvent dans le lit, et plus communément lorsqu'on a été longtemps dans une situation gênante. Le premier cas semble être spasmodique ; le second ne paraît dépendre que de la seule compression des nerfs, puisque la jambe est alors engourdie et comme sans sentiment, quoiqu'on y ressente des douleurs internes.

On remédie à la première espèce de ces crampes par le simple frottement ou en faisant quelques pas dans la chambre. On dissipe les autres en changeant de situation.

Il ne faut pas confondre les crampes avec cette douleur qu'on ressent quelquefois aux jambes en les étendant dans le lit : cette douleur, qui est quelquefois très-vive, paraît dépendre d'une sorte d'entorse ou d'un léger déplacement des muscles et des tendons, auquel on remédie en faisant couler doucement la main sur le muscle ou en contractant doucement son antagoniste. (Voyez ci-après, page 86, où il est question des crampes des diverses parties du corps, auxquelles sont sujettes les femmes hystériques.)

VIII

DU CAUCHEMAR OU INCUBE.

Dans cette maladie, on s'imagine, étant endormi, éprouver une oppression considérable, ou sentir un poids sur la poitrine ou sur l'estomac dont on ne peut pas se débarrasser.

ARTICLE I.

Symptômes du cauchemar ou incube.

On gémit, et quelquefois on crie très-haut, quoique le plus souvent on fasse de vains efforts pour parler. Tantôt on s'imagine être engagé dans un combat, et craignant d'être tué, on tente de fuir et on se sent arrêté. Tantôt on croit être dans une maison qui brûle, ou sur le point de tomber dans une rivière. Souvent on pense tomber dans un abîme, et la crainte d'être brisé par cette chute nous réveille en sursaut.

ARTICLE II.

Causes du cauchemar ou incube.

On a supposé que cette maladie venait

d'une trop grande quantité de sang ou de la stagnation de ce sang dans le cerveau, dans les poumons, etc.; mais il faut plutôt la regarder comme une maladie nerveuse, qui vient principalement de mauvaise digestion. Aussi voyons-nous que les personnes qui ont les nerfs irritables, qui mènent une vie sédentaire et qui vivent dans l'abondance sont les plus sujettes à l'incube.

Rien ne contribue davantage à susciter cette maladie, que de faire de grands soupers, particulièrement fort tard, ou d'aller se coucher aussitôt après. Les vents sont encore une cause très-fréquente de cette maladie.

Cette maladie, lorsqu'elle n'est ni fréquente, ni violente, n'est pas dangereuse : mais dans le cas contraire elle peut annoncer, surtout aux jeunes gens, l'épilepsie : on a même vu quelquefois que la folie en avait été précédée. Pour les vieillards, on doit regarder le cauchemar comme un des avant-coureurs de l'apoplexie. Des malades en ont été suffoqués sur-le-champ, et tous les âges en fournissent des exemples. On a vu à Rome le cauchemar épidémique, et tout aussi meurtrier que la peste. « Il faut avoir recours à la potion évacuante. »

IX

DE LA SYNCOPE OU DE L'ÉVANOUISSEMENT.

Les personnes dont les nerfs sont délicats et dont la constitution est faible, sont très-sujettes à l'évanouissement et aux syncopes. Il est vrai que ces accidents sont rarement dangereux lorsqu'on y fait une suffisante attention; mais quand on les néglige, ou qu'on les combat par des remèdes peu appropriés, ils deviennent souvent de conséquence, et quelquefois mortels (1).

ARTICLE I.

Causes de la syncope ou de l'évanouissement.

Les causes ordinaires de la syncope chez les personnes nerveuses et irritables sont : le passage trop subit du froid au chaud, l'air privé de son propre ressort ou de son

______

(1) On observera qu'il ne s'agit, dans ce paragraphe, que des syncopes et des évanouissements auxquels sont exposées les personnes nerveuses et irritables.|

élasticité, un excès de fatigue, une faiblesse excessive, les pertes de sang, les longues abstinences, la peur, le chagrin, et d'autres passions ou affections violentes de l'âme.

ARTICLE II.

Traitement de la syncope ou de l'évanouissement.

Tout le monde sait qu'une personne nerveuse, après avoir été longtemps exposée au froid, tombe souvent en syncope en entrant dans une maison, surtout si on lui fait prendre des liqueurs chaudes, ou si on la tient près d'un grand feu. Il est aisé de prévenir cet accident, en empêchant que ceux qui ont été exposés à un grand froid ne soient introduits immédiatement dans une chambre chaude ; en ne les approchant du feu que graduellement, et en ne leur donnant rien de chaud, que le corps n'ait eu le temps de se mettre à la température du lieu.

Mais si, pour avoir négligé ces précautions, une personne tombe en syncope, il faut aussitôt la transporter dans un appartement plus froid, lui faire des ligatures au-dessus des genoux et des coudes, et lui arroser les mains et le visage avec du vinaigre. On lui fera en outre respirer du vinaigre; et si elle peut avaler, on lui fera couler dans la bouche une ou deux cuillerées d'eau, à laquelle on aura joint un tiers de vinaigre, ou mieux quatre à cinq gouttes d'alcali volatil fluor. Si le malade ne revient pas, il faudra le saigner, et ensuite lui donner un lavement.

Traitement de la syncope ou de l'évanouissement causé par un air renfermé, et qui a été respiré plusieurs fois.

Comme l'air qui a été respiré plusieurs fois perd de son ressort et de son élasticité, il n'est pas étonnant que ceux qui se trouvent dans un air ainsi altéré, tombent souvent évanouis ou en syncope; car, dans ce cas, ils sont privés du vrai principe de la vie. De là il arrive que les évanouissements sont si communs dans les assemblées très-nombreuses, surtout dans les temps chauds.

Quoi qu'il en soit, on doit les regarder comme une espèce de mort momentanée qui devient quelquefois funeste aux personnes faibles et délicates; c'est pourquoi il faut faire tout ce qu'il est possible pour la prévenir. Les moyens sont faciles, connus, et à la portée de tout le monde. Il faut que les lieux d'assemblées et où le public se rend en foule, soient vastes et bien aérés par des ventilateurs, et que les personnes faibles et délicates y aillent rarement, particulièrement quand il fait chaud.

Ceux qui tombent ainsi en syncope, au milieu d'une assemblée, doivent être portés aussitôt à l'air libre. On leur frottera les tempes avec du vinaigre fort ou de l'eau-de-vie, et on leur fera respirer des eaux spiritueuses ou des sels volatils, tels que l'alcali volatil fluor, etc. On les couchera sur le dos, la tête basse ; on leur mettra un peu de vin ou de tout autre cordial dans la bouche, aussitôt qu'ils pourront l'avaler. Si la personne qui est en syncope est sujette à des accès hystériques, on lui fera respirer du castoréum, de l'assa-fœtida, ou la fumée des plumes, de la corne, du cuir, etc.

On emploie le castoréum et l'assa-fœtida en fumée, ou l'on imbibe un peu de coton d'esprit volatil de corne de cerf ou d'alcali volatil fluor, qu'on introduit dans les narines : ces remèdes, en faisant une forte et subite impression sur les nerfs très-sensibles du nez, non-seulement excitent les diverses organes avec lesquels ces nerfs ont quelque sympathie, à entrer en action, mais ils contribuent aussi à diminuer ou à détruire la sensation désagréable qu'éprouve la partie du corps qui, par ses souffrances, a occasionné la syncope.

C'est encore pour produire le même effet qu'on peut appliquer des briques chaudes aux plantes des pieds, et frotter avec force les jambes, les bras et le ventre.

Au reste, il n'y a pas de remède que j'aie trouvé aussi efficace pour dissiper les syncopes hystériques accompagnées de convulsions, comme il arrive assez ordinairement, que le bain de pieds chaud. Dans beaucoup de cas où l'on avait inutilement employé différents traitements, j'ai vu les malades recouvrer l'usage des sens presque au même instant où on leur mettait les pieds et les jambes dans l'eau un peu plus chaude que le sang, c'est-à-dire au trente-cinquième ou trente-sixième degré du thermomètre de Réaumur. On a souvent remarqué que, quand le malade ne reste pas assez longtemps dans le bain, les syncopes et les convulsions ou spasmes se renouvellent, mais avec moins de force, à la vérité, et le pouls devient petit et irrégulier. Il s'est trouvé quelques occasions où les malades ayant beaucoup trop de sang et de très-fortes convulsions, le bain de pieds n'a pas eu de succès.

L'eau chaude, ainsi employée à l'extérieur, est et le plus prompt et le plus sûr moyen de dissiper les syncopes hystériques ; au lieu que les esprits volatils que l'on met dans le nez sont capables de causer, à certaines femmes très-délicates et très-sensibles, les plus violentes convulsions.

Quand le malade se trouve constipé, il est à propos de lui faire prendre un lavement avec de l'assa-fœtida ; et dès qu'il peut avaler, on lui donne deux cuillerées à bouche de solution d'assa-fœtida, ou quelque julep cordial. (Whytt, *Traité des maladies nerveuses,* tome II, page 36 et suivantes.)

Traitement de la syncope ou de l'évanouissement occasionné par la faiblesse, suite de la fatigue, du jeûne, des pertes de sang, etc.

Lorsque la syncope est occasionnée par une extrême faiblesse, comme il arrive pour l'ordinaire après de grandes fatigues,

6.

de longs jeûnes, des pertes de sang, etc., il faut ranimer le malade avec des cordiaux actifs; lui donner des gelées, du vin, des liqueurs spiritueuses, etc. Cependant il ne faut les donner d'abord qu'en très-petite quantité, en augmentant peu à peu à mesure que le malade devient en état d'en supporter davantage. On doit le tenir tranquille, à son aise, et couché sur le dos, la tête basse et au milieu d'un air frais, que l'on fera circuler dans sa chambre.

Pour aliments, on ne lui donnera que des bouillons nourrissants, du sagou au vin, du lait frais, et autres substances de nature légère et cordiale; mais il ne faut employer toutes ces choses que hors de l'accès. Tout ce qu'on peut faire, tant qu'il dure, c'est de faire respirer un flacon d'eau de la reine de Hongrie, d'eau de Luce, d'alcali volatil fluor, d'esprit de corne de cerf; de frotter les tempes avec de l'eau-de-vie chaude, et d'appliquer sur le creux de l'estomac une compresse qui en soit imbibée.

Traitement de la syncope ou de l'évanouissement causé par la peur, le chagrin, les violentes affections de l'âme, etc.

La syncope qui vient de la peur, du chagrin, et de toute autre affection violente de l'âme, etc., exige les plus grands ménagements. Il suffit de laisser le malade en repos, de lui faire respirer du vinaigre ; et, après qu'il a recouvré ses sens, de lui faire boire abondamment de la limonade chaude, ou une infusion de menthe, à laquelle on ajoutera un peu d'écorce d'orange ou de citron. Lorsque l'accès aura été long et violent, on fera sagement de donner au malade un lavement émollient, pour lui nettoyer les intestins.

Il est d'usage de saigner dans la syncope, quelle qu'en soit la cause. Cette opération peut être utile aux personnes fortes et pléthoriques ; mais elle serait dangereuse à celles qui sont faibles et délicates, ou sujettes aux maladies nerveuses. Ce qu'il y a de mieux à faire à ces dernières personnes, est de les exposer à l'air libre ; de leur donner des cordiaux et des remèdes stimulants : tels sont les sels volatils, l'alcali volatil fluor, l'eau de la reine de Hongrie, l'esprit de lavande, la teinture de castoréum, etc.

Traitement de la syncope ou de l'évanouissement
lorsque l'accès est terminé.]

Lorsque l'accès est terminé, il faut travailler au traitement radical, qu'on doit varier suivant les différentes causes qui ont occasionné la maladie. La première indication est de fuir celle de ces causes qui l'a fait naître; ensuite de se mettre à l'usage des remèdes qui fortifient le canal alimentaire et tout le système nerveux. La potion calmante suffit, s'il n'y a qu'une simple irritabilité nerveuse; si, au contraire, la fréquence des syncopes a pour principe une bile âcre, le relâchement des organes, il faut avoir recours à la potion évacuante.

X

DES VENTS OU FLATUOSITÉS.

Toutes les personnes attaquées de maladies de nerfs, sans exception, sont tourmentées par des vents, ou flatuosités dans l'estomac et dans les intestins; maladie qui résulte du défaut de ton et de vigueur dans ces organes.

Les maladies venteuses reçoivent différents noms, selon leur siége et les différents accidents qui les accompagnent. Tout le monde connaît les dénominations particulières des vents, qui s'échappent avec explosion, tant par l'œsophage et la bouche que par l'anus.

Lorsque les vents parcourent avec bruit et sans douleur les diverses circonvolutions du canal intestinal, c'est ce qu'on appelle borborygme.

Lorsqu'ils sortent en même temps et avec violence, par haut et par bas, c'est ce qu'on appelle choléra sec.

Lorsque les vents, en se portant rapidement et sans bruit d'un côté du bas-ventre à l'autre, et que, s'amassant subitement et se tenant resserrés dans quelques parties du canal alimentaire, ils produisent des douleurs violentes, aiguës, etc., on appelle cette maladie colique venteuse.

Si les vents causent une dilatation subite de l'estomac et des intestins, de manière que tout le bas-ventre s'élève considérablement, et surtout vers les hypocondres, cette tuméfaction, qu'elle soit douloureuse ou non, se nomme, en général, météorisme.

Enfin, si les vents s'accumulent peu à peu dans l'estomac et les intestins, en assez grande quantité, et assez longtemps pour former une tumeur habituelle et constante du bas-ventre, qui devient tendu et élastique, et qui retentit comme un tambour lorsqu'on le frappe, cette maladie, rare et singulière, s'appelle tympanite.

Les personnes nerveuses sont sujettes à tous ces accidents, qu'elles éprouvent, les unes dans un temps, les autres dans un autre; quelquefois ils se succèdent les uns après les autres, et d'autres fois on en observe plusieurs ensemble chez le même malade.

ARTICLE I.

Causes des vents ou flatuosités.

Les aliments crus et venteux, comme les viandes séchées et fumées, les fèves, les choux, etc., peuvent sans doute aggraver ces accidents; cependant les hommes forts et bien portants y sont rarement sujets, à moins qu'ils n'aient trop mangé, ou qu'ils n'aient bu des liqueurs actuellement en fermentation, et qui, par conséquent, contiennent beaucoup d'air élastique. Ce qui démontre que, si la matière des vents réside dans les aliments, la cause qui fait que l'air s'en dégage en quantité assez grande pour produire des douleurs, cette cause, dis-je, est presque toujours un vice des intestins eux-mêmes, qui sont trop faibles, soit pour empêcher l'air élastique de se dégager, soit pour expulser les vents, quand une fois ils sont formés.

Les remèdes propres à soulager, dans ce cas, sont tous ceux qui peuvent chasser les vents, et qui, en fortifiant le canal alimentaire, sont capables de prévenir leur reproduction. La potion évacuante est le meilleur tonique que l'on puisse employer.

XI

DE L'ABATTEMENT ET DU DÉCOURAGEMENT.

Tous ceux qui ont les nerfs délicats sont sujets, plus ou moins, à l'abattement ou au découragement (1).

De toutes les personnes nerveuses, celles

(1) Ces affections sont considérées ici comme mala-

qui y sont le plus sujettes sont les hypocondriaques, les hystériques, surtout les
mélancoliques et ceux qui ont du chagrin
et des peines d'esprit.

Traitement de l'abattement et du découragement dus
au relâchement des nerfs de l'estomac et des intestins. — Traitement de l'abattement et du découragement dus à une surabondance d'humeurs dans l'estomac et les intestins, ou à des obstructions dans les
viscères. — Traitement de l'abattement et du découragement occasionnés par la suppression des règles ou
des hémorrhoïdes. — Traitement de l'abattement et
du découragement causés par le chagrin, les peines
d'esprit, etc.

« Il n'y a pas de moyen plus sûr pour
« triompher de tous ces inconvénients, que
« d'avoir recours à la potion évacuante. »

XII

DE L'AFFECTION HYSTÉRIQUE.

On confond ordinairement les affections
hystériques avec les affections hypocondriaques, et les médecins eux-mêmes les

dies essentielles, car elles sont plus souvent symptoma-
tiques. Nous les avons vues symptômes ordinaires dans
les fièvres lentes, nerveuses, malignes, etc.

regardent, en général, comme les mêmes maladies. Ils ont observé seulement, quand elles se trouvent chez les femmes, de les appeler maladies hystériques, dénomination qui a son origine dans l'opinion où l'on était anciennement que leur siége était dans la matrice, et les maladies du même genre qui attaquaient les hommes se nommaient maladies hypocondriaques, d'après une autre supposition que, chez ces derniers, ces maladies avaient pour cause quelque vice dans ceux des viscères qui sont situés dans les hypocondres ou sous les fausses côtes.

Le savant Hoffmann a, sur ce sujet, un sentiment différent de celui de la plupart des auteurs qui lui sont postérieurs. Selon lui, les maladies hystériques et hypocondriaques sont certainement des maladies qui diffèrent l'une de l'autre, soit par leurs symptômes, soit par leurs causes, soit par la manière dont elles se terminent. (Voyez Hoffmann, *Syst. Méd.*, t. III, cap. v, §5 et 6.)

Mais nous ne pouvons adopter cette opinion, parce que les symptômes de ces deux espèces de maladies se ressemblent par leur nature, et que l'affection hystérique n'est pas plus différente de l'affection hypocon-

driaque qu'elles ne sont chacune en particulier différentes d'elles-mêmes. Il est vrai
que chez les femmes les symptômes hystériques se rencontrent plus fréquemment,
paraissent plus subitement, et sont beaucoup plus violents que les symptômes hypocondriaques chez les hommes; mais ces
particularités, qui ne sont qu'une suite de
la constitution plus délicate des femmes,
de leur vie sédentaire, et de l'état extraordinaire où se trouve quelquefois la matrice, ne peuvent nullement servir à prou-
ver que ces deux maladies soient, à pro-
prement parler, différentes l'une de l'autre. (Docteur Whytt, ibid., t. I, p. 394.)

Si donc on fait ici deux paragraphes de
ces maladies, c'est moins relativement aux
symptômes qui les caractérisent, que relativement au traitement qu'exige la diffé-
rence qu'offre nécessairement la constitution des personnes qui en sont affectées.

Les affections hystériques appartiennent
encore à la classe nombreuse des maladies
de nerfs, qu'on doit regarder, à juste titre,
comme l'écueil de la médecine.

Les femmes dont la constitution est délicate, dont l'estomac et les intestins sont
relâchés, et dont le système nerveux est

singulièrement irritable, sont les plus sujettes aux affections hystériques.

ARTICLE I.

Causes des affections hystériques.

Chez ces femmes, un accès ou une attaque de vapeurs hystériques peut avoir pour cause l'irritation des nerfs de l'estomac ou des intestins, produite par des vents, par des humeurs âcres, etc. La suppression subite des règles occasionne souvent un accès hystérique; il peut encore être excité par des passions violentes, par de fortes affections de l'âme, comme la peur, le chagrin, la colère, de grandes peines d'esprit, etc.

La vie molle et voluptueuse, l'amour, les longues abstinences, les évacuations immodérées en sont encore des causes très-communes.

Il y en a qui ont des attaques avant et après leurs règles, à l'aspect de certains objets. Chez d'autres, elles sont occasionnées par les odeurs, le plus souvent agréables; mais l'adversité, sur toute chose, y donne souvent lieu; sur quoi il est bon de prendre toujours des informations, parce

que cette connaissance peut aider à dévoi-
ler la maladie.

Rien n'est plus commun que l'affection
hystérique ; il n'y a guère que les femmes
qui mènent une vie laborieuse qui en soient
exemptes. Elle prend quelquefois l'aspect
des autres maladies ; mais cela n'arrive
pas aussi fréquemment que le pensent ceux
qui trouvent très-commode de rapporter à
quelques affections générales toutes celles
dont le caractère leur échappe. On ne saurait cependant se dissimuler qu'il y a, tant
dans l'affection hystérique que dans l'hypocondriaque, des complications qui peuvent dérouter les plus instruits et les plus
expérimentés.

Ces réflexions doivent nous porter à ne
prononcer sur les affections hystériques,
et en général sur toutes les maladies nerveuses et hypocondriaques, qu'après le
plus sévère examen des symptômes qui les
caractérisent. Mais aussi il faut prendre
garde de donner dans l'excès contraire,
en ne voulant reconnaître l'affection hystérique, par exemple, que chez les femmes
dont la matrice est plus ou moins affectée.
Car on voit des filles exemptes des maladies de ce genre, tandis que des femmes

mariées, et même des femmes qui jouissent d'une très-bonne santé pendant leur grossesse, et qui accouchent facilement, sont quelquefois tourmentées de maladies hystériques.

Ajoutez à cela, dit le docteur Whytt, que les femmes qui sont parfaitement réglées, et dont la matrice est saine et sans la plus petite incommodité, éprouvent souvent des maux de ce genre, tandis que d'autres femmes, que des tumeurs squirreuses et d'autres maladies de ce viscère font beaucoup souffrir, ne sont souvent point sujettes aux maladies hystériques, ou du moins n'en ont pas les plus fâcheux symptômes.

Enfin, en ouvrant, après la mort, des femmes qui avaient souffert beaucoup et longtemps de ces maladies, on a fréquemment trouvé la matrice dans un état sain. Le siége de cette maladie sera donc toujours difficile à fixer, si on ne l'établit pas dans les nerfs, indépendamment de tout vice organique.

Cependant on ne peut s'empêcher de convenir que le mauvais état de la matrice et des ovaires en est souvent la source, et l'observation semble le confirmer, puisque nous voyons les femmes grosses et qui sont en couche y être les plus sujettes.

Symptômes de l'affection hystérique.

Quelquefois l'accès hystérique ressemble à un accès de faiblesse ou à la syncope. Le malade est alors absolument sans mouvement, et la respiration est si faible qu'elle est à peine sensible.

Mais cette syncope diffère de la syncope ordinaire, en ce qu'elle n'est pas accompagnée de la pâleur du visage ni de sueurs froides, et qu'elle dure beaucoup plus longtemps, puisqu'on en a vu persister pendant plusieurs jours. La respiration est tellement éteinte qu'elle ne ternit point la glace, et n'ébranle point la flamme d'une bougie qu'on présente au nez. La froideur du corps fait quelquefois passer la malade pour morte, et de cette erreur il peut arriver le plus affreux des malheurs. Plusieurs hystériques, quoique sans mouvement et sans parole, entendent tout ce qu'on dit et voient même ce qu'on fait auprès d'elles. J'en ai vu, dit M. Lieutaud, revenir, par un mouvement de colère, contre ceux qui voulaient faire quelque chose qui leur déplaisait. Une entre autres à laquelle on voulait poser des vésicatoires qu'elle avait en aversion, prit si bien ses dimensions, qu'elle appliqua le plus vigoureux soufflet à son chirurgien, et, ce qu'il y a d'assez surprenant, elle retomba à l'instant dans le premier état, mais qu'elle fit respecter.

D'autres fois la malade tombe dans une espèce de saisissement, ou elle éprouve de violentes convulsions.

Les symptômes qui précèdent l'accès hystérique ne sont pas les mêmes chez les différents sujets. Tantôt cet accès s'annonce par le froid des extrémités, par des pandiculations, des bâillements, l'abattement, le découragement, l'oppression, les anxiétés, etc.; tantôt d'une autre manière : on sent comme une boule dans le bas-ventre, qui monte par degrés vers l'estomac, et y produit des gonflements, des maux de cœur, et quelquefois même des vomissements.

Elle passe ensuite au gosier, où elle cause une espèce de suffocation, à laquelle succéde une respiration précipitée, des palpitations de cœur, des vertiges, l'obscurcissement de la vue , la perte de l'ouie , et , enfin , des mouvements convulsifs dans les extrémités et dans d'autres parties du corps. Mouvements peu différents des épileptiques. Dans cet état, les muscles de la respiration et du bas-ventre essuient les plus grandes secousses, et ces derniers s'élèvent quelquefois prodigieusement.

Il arrive encore que les malades perdent la connaissance aussi subitement que dans l'apoplexie ; ce qui ne manque guère d'en imposer à ceux qui négligent alors d'examiner l'état de la mâchoire, qui est en convulsion dans les accès hystériques. D'ailleurs, les apoplectiques ont une difficulté de respirer et un râlement qu'on n'observe pas dans l'accident dont nous parlons, qui peut cependant dégénérer en véritable apoplexie, et même en hémiplégie, ainsi qu'on l'a observé quelquefois. Tels sont les symptômes les plus ordinaires qui caractérisent l'accès.

Mais hors l'accès, dont le retour est quelquefois assez régulier, les malades ne sont point sans éprouver un grand nombre d'autres symptômes, dont la description rentre dans celle des maladies nerveuses générales. (Voyez le commencement de l'ouvrage, page 9.) Nous ne décrirons ici que les symptômes qui sont particuliers à l'affection hystérique : il est d'autant plus important d'y faire attention, que c'est par les connaissances qu'on en aura qu'on évitera les erreurs funestes dans lesquelles entraîne l'ambiguité de ceux qui caractérisent les accès dont nous venons de parler.

Les femmes hystériques ont toujours la tête plus ou moins affectée; elles y ressentent une pesanteur qui en gêne les fonctions, et quelquefois une douleur très-vive, peu étendue, qu'on nomme clou hystérique. Plusieurs sont incommodées de battements des artères temporales ; d'autres se plaignent du froid au sommet de la tête ; la plupart ont des sifflements dans les oreilles, des vertiges, des frayeurs, des terreurs paniques, des tremblements ou des trémoussements de tout le corps, des lassitudes, etc.

La tristesse, la mélancolie et le découragement empoisonnent tous leurs amusements; leur imagination se trouble; elles rient, chantent, crient et pleurent sans sujet, et deviennent quelquefois folles. Elles rendent beaucoup de vents par la bouche, et des rots acides et nidoreux ; elles ont un crachement incommode et souvent mal aux dents.

La plupart sont exposées à des suffocations alarmantes; quelques-unes éprouvent une toux sèche, qui peut devenir convulsive. Les palpitations de cœur sont ici très-communes; elles sont quelquefois si violentes, qu'on peut les entendre auprès des femmes maigres. On sent encore des battements au bas-ventre, et qu'on rapporte à l'artère cœliaque, à la mésentérique supérieure ou à l'aorte. Leur pouls est petit, inégal, intermittent et même effacé dans quelques personnes.

La fièvre peut se mettre de la partie; elle vient ordinairement par accès, une ou deux fois dans la journée. Ces symptômes sont ceux qui attaquent la tête et la poitrine. Voyons ce qui se passe au bas-ventre et aux extrémités.

Les malades se plaignent communément d'anxiétés et de nausées. Elles sont même tourmentées par le vomissement, qui approche quelquefois, par sa violence, de la passion iliaque. Elles sentent un grouillement, des tiraillements, des douleurs dans les entrailles, et même des coliques irrégulières et violentes. Le ventre, dans ces circonstances, est communément dur et élevé. Il est important de savoir qu'on a des hystériques qui avaient de l'horreur pour la boisson, de même que dans la rage, et qu'on s'y est même trompé.

Le cours de ventre ou la constipation, les urines abondantes, limpides ou couleur de café, sont encore des symptômes familiers aux hystériques, de même que le chaud et le froid qui se succèdent. Ce dernier se fait principalement sentir au dos, qui peut encore être le siége de très-grandes douleurs. Les malades se plaignent aussi de crampes ou d'inquiétudes aux jambes, qui troublent leur repos ; on voit enfin à ces parties des enflures qui ne reçoivent point l'impression des doigts, et que le lit ne dissipe point.

L'accès hystérique se termine quelquefois par la sueur ; il peut durer plusieurs jours, comme nous l'avons déjà dit. Lorsque les malades en sortent, elles poussent de longs soupirs, et font souvent des éclats de rire, avec mille gestes ridicules. Quand la raison est revenue, elles se plaignent d'une pesanteur douloureuse à la tête ; elles se sentent un grand accablement et tout le corps brisé.

L'accès n'est pas, en général, beaucoup

à craindre ; cependant il a quelquefois causé la mort, lorsqu'il s'est changé en assoupissement léthargique, ou en vraie apoplexie.

Cette maladie peut, par sa durée, jeter dans l'atrophie, dont on ne revient guère, surtout lorsqu'il y a un vice local, soit dans les organes de la génération, soit dans les autres viscères, ainsi que l'ouverture des cadavres l'a montré si souvent.

ARTICLE III.

Traitement de l'affection hystérique.

Le grand objet du médecin, dans cette maladie, est [d'abréger l'accès, quand il a lieu, et d'empêcher qu'il ne revienne dans la suite. Plus les accès sont longs, plus ils reviennent souvent, et plus la maladie devient opiniâtre ; car la répétition des accès en augmente la violence, et ils produisent, à la longue, un tel relâchement dans toute la machine, qu'il est très-difficile de les guérir.

Traitement de l'affection hystérique pendant l'accès.

On est dans l'usage de saigner la malade pendant qu'elle est dans l'accès, et cela peut convenir pour les personnes fortes et pléthoriques; mais la saignée serait dangereuse pour celles qui sont faibles et délicates, ou qui sont attaquées de cette maladie depuis longtemps, ou enfin dont l'accès tient à un état d'épuisement.

La méthode la plus sûre, dans ces cas, est de ranimer la malade avec des odeurs fortes, de lui faire flairer la fumée de plumes brûlées, d'assa-fœtida, ou de l'esprit volatil de corne de cerf, de l'alcali volatil fluor, de lui appliquer sous la plante des pieds des briques chaudes, et de lui frotter fortement les jambes, les bras et le ventre avec des linges chauds.

Cependant le meilleur de tous les remèdes, en pareil cas, est de plonger les pieds et les jambes de la malade dans l'eau chaude. Ces bains conviennent particulièrement lorsque l'accès précède le temps des règles.

Dans les cas de constipation on donnera à la malade un lavement laxatif, auquel on ajoutera de l'assa-fœtida; et aussitôt qu'elle pourra avaler, on lui fera prendre deux cuillerées ordinaires d'une dissolution d'assa-fœtida, ou de quelque julep cordial.

« On peut encore faire placer des bou-
« teilles pleines d'eau chaude aux pieds et
« aux aisselles. Des applications de com-
« presses imbibées d'eau-de-vie camphrée,
« ou mieux, d'eau sédative de Raspail,
« qualité inférieure, sur les endroits dou-
« loureux, à la tête, sur l'estomac et sur
« l'abdomen, recouvertes d'un papier et
« d'un linge fortement serré, rendent en
« 10 ou 15 minutes au plus tard la raison
« et la parole à la personne malade. Quand
« on se sert de l'eau sédative, il faut prendre
« garde aux yeux ; on fait alors avaler gros
« comme un pois de camphre, et par-des-
« sus un verre d'infusion de bourrache, ou
« de mélisse, ou d'eau sucrée. Le matin
« suivant, l'accès passé, on fait prendre
« la potion ci-dessous indiquée pour les
« affections nerveuses. »

Traitement des crampes auxquelles sont sujettes les fommes hystériques.

Les femmes hystériques sont souvent tourmentées de crampes dans plusieurs parties du corps, surtout au lit ou pendant

le sommeil. « Il faut alors employer les
« mêmes moyens dont on se sert pour le
« traitement de l'affection hystérique pen-
« dant et après l'accès. Les bains chauds
« peuvent être également d'un grand se-
« cours. »

Dans nombre d'occasions, la compression suffit seule pour se délivrer des crampes. C'est ainsi qu'avec des jarretières, ou des bandages très-serrés, on prévient, on guérit même quelquefois celles des jambes. Et lorsque les convulsions viennent d'une distension venteuse des intestins, ou d'un spasme commençant dans ces mêmes intestins, on parvient souvent à les calmer, ou même à les faire disparaître entièrement, en serrant fortement le ventre avec une large ceinture.

On a souvent recours, pour guérir les crampes, à un canon ou morceau de soufre qu'on tient dans la main : un tel moyen paraît ne devoir son effet qu'à l'imagination ; cependant, comme il a quelquefois réussi, on peut le tenter.

Au reste, lorsque les spasmes, les crampes ou les mouvements convulsifs viennent d'humeurs âcres, qui séjournent dans l'estomac et dans les intestins, il faut, avant tout, commencer par les évacuer ou en corriger l'âcreté, sans quoi on ne parvient jamais à en délivrer la malade. Ayez recours à la potion évacuante.

XIII

DE L'AFFECTION HYPOCONDRIAQUE.

La dénomination de cette espèce de maladie nerveuse est tirée des hypocondres, qu'on croit en être le principal siége. Des conjectures qui paraissent assez bien fondées l'établissent dans les veines du bas-ventre, qui concourent à former la veine-porte ou la veine du foie. Quoi qu'il en soit, il paraît qu'elle est toute spasmodique, les nerfs fort susceptibles y jouant un grand rôle, et l'esprit étant autant et peut-être plus affecté que le corps : de là vient que le terme hypocondriaque est presque devenu un nom offensant, et qu'on y a substitué le nom vulgaire de vapeurs, ainsi qu'à l'affection hystérique.

L'affection hypocondriaque attaque communément les hommes qui vivent dans l'oisiveté ou dans la débauche ; de même que les gens de lettres, et ceux qui sont dans le malheur, ou qui ont des peines d'esprit. Elle devient de jour en jour plus commune dans tout pays, ce qui vient sans doute de l'augmentation de luxe et des occupations sédentaires.

L'affection hypocondriaque ressemble tellement à l'affection hystérique, que plusieurs auteurs les considèrent comme une seule et même maladie et les traitent en conséquence : cependant elles exigent un régime très-différent, et les symptômes de celle-ci, quoique moins violents que ceux de l'autre, sont beaucoup plus opiniâtres.

ARTICLE I.

Causes de l'affection hypocondriaque.

Les hommes d'un tempérament mélancolique, capables d'une grande application, et dont les passions ne sont pas faciles à émouvoir, sont, à un certain âge, les plus sujets à cette maladie. Elle est ordinairement l'effet du chagrin, d'une application longue et sérieuse à des matières abstraites, de la suppression des évacuations accoutumées, d'excès dans les plaisirs de l'amour, de la rentrée de quelques éruptions cutanées, d'évacuations entretenues trop long-temps, d'obstructions dans quelques viscères, comme au foie, à la rate, etc.

Elle est très-commune depuis l'âge de vingt ans jusqu'à celui de cinquante ; elle cède ensuite ordinairement la place au scorbut ou à la goutte. Il semble que les flatuosités ou vents, inséparables de cette maladie, portent le trouble dans toutes les fonctions des viscères du bas-ventre, trouble qui se communique bientôt à la tête.

Les hypocondriaques sont, pour la plupart, gens d'esprit, et ont un penchant invincible à la méditation ; on ne peut surtout les distraire des réflexions relatives à leur état, et les détacher de l'amour de la solitude. Une disposition héréditaire, l'adversité, l'épuisement du corps et de l'esprit, la vie molle et voluptueuse, l'abus des vomitifs, des purgatifs et des narcotiques, la continence, la suppression de la gonorrhée, du flux hémorrhoïdal, d'un cours de ventre habituel, la cessation extraordinaire d'une fièvre intermittente, la goutte irrégulière, etc., sont les causes les plus ordinaires de cette maladie.

ARTICLE II.

Symptômes de l'affection hypocondriaque.

Les symptômes nombreux de l'affection hypocondriaque sont, à peu de chose près, les mêmes que ceux de l'affection hystérique. Nous allons seulement décrire ceux qui sont particuliers à la maladie dont nous parlons ici.

Outre les vents, dont les hommes sont tourmentés dans l'affection hypocondriaque, comme les femmes le sont dans l'affection hystérique, ils éprouvent des douleurs violentes dans l'estomac, ils ont la cardialgie, et un gonflement considérable dans les hypocondres et dans tout le bas-ventre. Ces douleurs sont accompagnées d'ardeurs d'entrailles.

Quelques-uns sont sujets à une fausse faim, qu'ils sont obligés d'apaiser, en mangeant à des heures indues, même la nuit, dans leur lit, tandis que d'autres ont du dégoût pour tous les aliments, et ne mangent que par raison. Presque tous ont des douleurs sous les fausses côtes et dans les autres parties du bas-ventre, et souvent des coliques qui imitent la néphrétique, et qui reviennent par accès.

Les urines sont blanchâtres, abondantes, ayant quelquefois l'aspect de la bière, ou la noirceur de l'encre. Les malades ont de fréquentes envies de les rendre, et les rendent souvent avec ardeur. Le sommeil manque, ou il est désagréablement interrompu ; il est quelquefois si fâcheux, que plusieurs redoutent le lit. Des terreurs paniques, dont la raison ne saurait garantir, la tristesse, une mélancolie affreuse, et beaucoup de frayeur sur son état, troublent souvent l'imagination.

Les accès se manifestent, comme dans l'affection hystérique, par des étranglements au pharynx et à l'œsophage, qui empêchent la déglutition, par des convulsions, le tremblement, l'engourdissement de toutes les parties, la palpitation des muscles, le hoquet, les bâillements, les pandiculations, etc., symptômes qui se rencontrent encore souvent hors l'accès. Les hémorrhoïdes sèches ou fluentes sont encore une suite de cet état, qui menace le foie et jette insensiblement dans le marasme.

TRAITEMENT

des affections nerveuses ci-dessus dénom- mées, de l'épilepsie, de l'hystérie et de l'hypocondrie, après que l'accès est passé.

On vante, en général, les calmants dans cette maladie ; mais ils ne font que pallier les symptômes, et pour l'ordinaire ils rendent la maladie plus opiniâtre. Nous conseillons donc de n'en user qu'avec précaution, de peur que l'habitude ne les rende à la fin absolument nécessaires. (Buchan.)

Toutes les maladies nerveuses ayant la même source demandent à peu près le même traitement. (Idem.)

Potion évacuante.

« Avant tout traitement, il est bon de
« mettre de côté les mouches, les cautères
« et les sétons. »

Pour les adultes :

N° 1er Tartre stibié................... 20 centig.
　　　Jalap en poudre.............. 90 centig.
　　　Iris de Florence en poudre 50 centig.

Faites dégourdir le tout au feu, dans un vase contenant quatre petits verres |d'eau commune sucrée; prenez-en un verre de demi-heure en demi-heure. Après chaque prise et chaque évacuation, prenez une petite tasse d'eau tiède ou de bouillon, soit au veau, soit aux poireaux. Si le premier verre opère bien, c'est-à-dire s'il occasionne trois ou quatre vomissements, on ne prend pas le second. Ainsi de suite. Cependant, si les forces du malade ne paraissent pas faiblir, on ne risque rien de continuer les doses; et si cette potion, prise entièrement, ne produit que peu ou point d'effet, il faut donner 5 centigrammes de tartre stibié de demi-heure en demi-heure. Consultez les forces du malade et ne craignez rien. Quatre ou cinq heures après, lorsqu'il n'y a plus de nausées, c'est-à-dire d'envie de vomir, prenez un bouillon de poule dégraissé, ou de bœuf; à son défaut, un demi-verre de vin chaud sucré; quelques heures après, un léger potage, et plus tard, le soir, un potage plus copieux. On doit veiller à ce que le malade ne s'endorme du moment que les évacuations commencent. Le régime alimentaire doit être nourrissant; un bon bouillon, un demi-verre de bon vin vieux de Bordeaux de temps à autre, s'il est possible, ne peuvent que con-

venir. Afin de faire filer les humeurs ébran-
lées, il faut prendre le jour du traitement,
deux heures après le repas du soir, deux
pilules de jalap du poids de 25 centigrammes ; le matin suivant, deux heures avant
de manger, trois autres, et enfin, quatre le
soir. Il suffit quelquefois d'une quatrième
dose de cinq pilules pour vaincre la constipation et enlever toute douleur. Pareil
poids de jalap en poudre peut se prendre
en lieu et place des pilules dans de la
pomme cuite. Les déjections alvines doivent être abondantes, sinon il faut poursuivre le traitement. Pendant ce traitement,
et afin d'éviter les coliques, il faut bien se
garder de rien boire de froid, et de s'exposer à l'intempérie de l'air. Généralement parlant, ce traitement suffit. De pri-
me-abord, je me sers assez souvent et avec
avantage du mode suivant, surtout lorsque
les malades sont d'un tempérament formé,
et n'ont point été abattus par la maladie.
Donnez-en une seule prise dans de l'eau
sucrée chaude :

Nº 2. Jalap en poudre.......... 90 centig.
       Iris de Florence en poudre 50 centig.
       Tartre stibié............. 5 centig.

Et de demi-heure en demi-heure, 5 centigrammes de tartre stibié jusqu'à évacuation convenable. Pilules comme plus haut. Les forces du malade doivent servir de guide. Si le malade faiblit ou perd connaissance, on arrête les prises. On peut alors le ranimer par une cuillerée ou deux d'eau et de vin chaud sucré, ou de bon bouillon.

Quelquefois cependant certaines affections nerveuses chroniques ne cèdent point à ces traitements; alors ces traitements, qui n'ont pas produit une commotion électrique assez forte pour dépurer les fluides et tonifier le système nerveux, servent de base aux modifications du traitement subséquent.

On peut recommencer le traitement pour les personnes dont les forces ne permettent point d'aller au delà du premier ou du deuxième verre. Si, lors du premier traitement, les évacuations par haut n'ont eu lieu qu'après le troisième verre, ordonnez la potion suivante en une seule fois :

N° 3. Jalap en poudre . . 180 centig.
     Iris de Florence . . 30 centig.
     Tartre stibié . . . . 5 centig. (1).

(1) Au lieu de 5 centig. de tartre stibié, on est quel-

« Et de demi-heure en demi-heure, 5 centigrammes de tartre stibié. Le reste comme au n° 2.

Par ce procédé, et en augmentant graduellement les doses selon la force des malades, j'ai donné, avec le plus heureux succès, dans des cas d'affection nerveuse très-opiniâtre, jusqu'à

50 centigrammes de tartre stibié,
180 — de jalap en poudre,
50 — d'iris de Florence.

J'ai quelquefois été amené à donner cette potion entière en une seule prise. La méthode qui vient d'être marquée exige beaucoup de ménagement et d'attention sur les forces ou la faiblesse des malades; il est donc prudent de ne leur faire prendre d'abord qu'une faible dose. En cas qu'elle n'évacue pas assez abondamment, on est toujours en état de la réitérer, jusqu'à ce que les évacuations soient suffisantes. Quelquefois il ne faut qu'exciter un léger vomissement et procurer une évacuation considérable. Alors prenez pour base la formule suivante, qui peut également convenir

quefois obligé d'en donner graduellement 10, 15, 20, 25, etc., dans les traitements suivants.

9

aux malades qui sont d'un tempérament dé-
licat, qui ont la poitrine mauvaise, étroite
et faible, ou dont les forces sont épuisées ;
par exemple, catarrhe suffocant :

> N° 4. Commencez par donner, selon les
> forces du malade, 50 ou 90 centi-
> grammes de jalap en poudre dans
> une demi-tasse de bouillon de veau ;
> puis, une demi-heure après, et de
> demi-heure en demi-heure, un
> verre de cette potion : tartre stibié
> 10 centigrammes en six verres de
> bouillon de veau.

Les personnes extrêmement faibles pourront y ajouter quatre cuillerées de sirop de
vin. Quelques évacuations par haut pourront avoir lieu ; généralement parlant, l'effet du médicament se fera par les voies
basses. On sera toujours maître d'interrompre les prises de ce remède, quand on
verra que les évacuations sont assez grandes
et qu'elles commencent à fatiguer et à trop
affaiblir le malade. Alors un demi-verre de
vin chaud suffit pour en arrêter l'effet.

En même temps que l'on prend les pilules
purgatives, pour adoucir le système nerveux et opérer une légère ébullition dans le

sang, on peut se servir de la potion suivante :

Potion calmante.

Eau de mélisse simple. . . . . . . 30 gram.
Eau d'armoise. . . . . Id. id.
Eau de fleur d'oranger double . Id. id.
Sirop de diacode. . . . . Id. id.
Laudanum liquide de Sydenham 20 goutt.

Cuillerée à bouche matin, midi et soir.

Cette seule potion suffit lorsqu'il n'y a qu'une simple irritabilité nerveuse.

Les personnes qui font usage de vin, d'eau-de-vie, ou d'autres liqueurs spiritueuses, ne doivent se purger qu'après s'y être préparées par des boissons humectantes. Toute personne atteinte d'hernie doit avoir un bandage bien appliqué. On doit s'en abstenir dans le cas d'anévrisme, de tumeur squirreuse bien prononcée, pendant les sueurs critiques, les accès d'épilepsie, de passion hystérique et hypocondriaque. Les femmes ne peuvent suivre ce traitement que deux fois vingt-quatre heures avant ou après le temps des règles, si ce n'est en cas d'urgence; par exemple, dans la fièvre typhoïde, les transports. On donne ensuite une pilule de 25 centigrammes, puis deux, trois, quatre, etc., selon les circonstances.

Diagnostic des affections nerveuses d'après l'inspection des urines.

Les urines sont claires, transparentes et abondantes. Sont-elles en petite quantité, elles deviennent bourbeuses. Cette transparence vient de la grande quantité de sérosité qu'elles contiennent, et marque le peu de fermentation du sang ou son épaississement.

Elles sont quelquefois noires, violettes ou vertes. Dans ces deux derniers cas, elles indiquent une bile recuite, des obstructions de femmes qu'il faut se hâter de dissoudre par les évacuants. Ce traitement demande un peu plus de temps.

Bon nombre d'hommes, un plus grand nombre de femmes, sont atteints d'affections nerveuses jusqu'ici réputées incurables. De là une génération maladive et souffreteuse. Ce traitement, suivi dès les premiers symptômes de la maladie, obvierait à beaucoup d'inconvénients, et détruirait par là même la cause de bien des douleurs, de toute obstruction, de squirre et de cancer. Ces symptômes apparaissent le plus ordinairement vers le temps de la puberté et du retour d'âge.

Le médecin et le malade ne doivent pas perdre de vue la dernière dose donnée et ses effets. Les douleurs abdominales ou autres que les malades éprouvent pendant ou après ces traitements, ne sont dues qu'à des matières plus ou moins âcres qui disparaissent par la purgation.

Si quelquefois les vomissements se prolongeaient outre mesure, ce qui ne peut arriver en suivant l'ordre indiqué, ils s'arrêteraient par l'usage de la potion calmante, page 99.

Les affections chroniques qui ne s'améliorent point sensiblement n'exigent pas un traitement bien actif. Une médication graduée et commandée par les circonstances finit par en triompher, ou du moins par alléger le mal.

Pour les enfants depuis l'âge de dix jusqu'à quatorze ans :

Tartre stibié. . . . . 10 centigrammes.
Jalap en poudre. , . 40 id.
Iris de Florence. . . 20 id.

En quatre petits verres de demi-heure en demi-heure ; suivre la marche indiquée n° 1 ; puis prendre une pilule, deux et trois, du poids de 25 centigrammes, et en même temps une demi-cuillerée à bouche de la potion calmante. On cesse les pilules lorsque les évacuations ont été assez abondantes et qu'il n'y a plus de douleurs. Si cette potion n'est pas suffisante, quelques jours après on peut la répéter, et en donner deux verres en une seule prise, et les autres de demi-heure en demi-heure, selon les circonstances : ainsi de suite.

Depuis l'âge de deux ans jusqu'à dix :

Tartre stibié.	5 centig.
Jalap en poudre.	10 id.
Iris de Florence en poudre. . . .	10 id.

En quatre cuillerées à bouche d'eau sucrée, à prendre de demi-heure en demi-heure jusqu'à évacuation convenable. Dans un âge plus tendre, on commence par une cuillerée, une demi-cuillerée à café, jusqu'à évacuation jugée nécessaire. Puis purgatif comme ci-dessous, en commençant par un quart de la dose, et l'augmentant graduellement.

Le jalap en poudre mêlé avec un peu de sucre est un purgatif très-commode et d'un usage très-commun pour les enfants, auxquels on en donne depuis 5 centigrammes jusqu'à 30, proportionnément à l'âge et à la constitution. Par exemple, on peut en faire prendre 5 centigrammes à un enfant nouveau-né ; 10 centigrammes à celui qui a passé un an ; 15 centigrammes à celui qui a deux ans, etc. Le jalap seul suffit pour enlever les convulsions nerveuses des enfants. On augmente les doses de 5 centigrammes soir et matin jusqu'à l'enlèvement de toute douleur. Tout le monde sait que, d'après le nouveau calcul, 5 centigrammes répondent à un grain de l'ancien poids, ce qui équivaut à un grain de blé ou d'orge.

Je ne connais pas de moyen plus propre à dépurer le sang, fortifier le canal alimentaire et tous les solides que cette potion, qui enlève bien souvent, en quelques heures, la cause de tout principe morbide.

Cette médication héroïque, sans dégoût, douce et expéditive, possède au plus haut degré les qualités d'absorbant, de dérivatif, d'évacuant et de tonique. Elle vivifie jusqu'aux vaisseaux capillaires et aux papilles nerveuses, pousse, par les évacuations, les urines et la transpiration. Il ne faut pas craindre, pendant son travail,

cette légère prostration de force, qui arrive quelquefois et qui semble indiquer
qu'une nouvelle régénération commence.
Quelques heures après, le malade se trouve
tout autre.

FIN.

TABLE.

—

IMPRIMERIE DE BAILLY, DIVRY ET COMP.,
place Sorbonne, 2.